DR P. PANSIER

Traité

DE

L'Œil Artificiel

avec figures dans le texte

PARIS

A. MALOINE ÉDITEUR

TRAITÉ

DE

L'ŒIL ARTIFICIEL

TRAITÉ

DE

L'ŒIL ARTIFICIEL

PAR

LE DR P. PANSIER, D'AVIGNON

AVANT-PROPOS DE M. LE PROFESSEUR TRUC

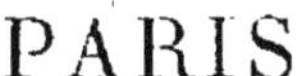

Avec Figures dans le texte.

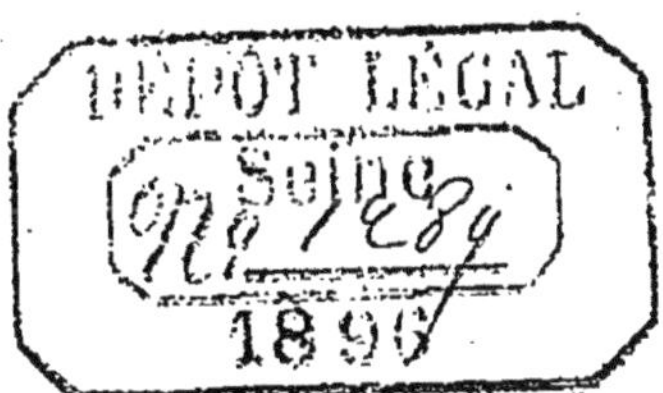

PARIS

A MALOINE, ÉDITEUR

91, BOULEVARD SAINT-GERMAIN, 91

1895

AVANT-PROPOS

Mon cher ami,

Vous me gênez quelque peu en me priant de présenter au public votre travail sur l'œil artificiel. Tard venu en ophtalmologie, j'aurais presque besoin d'être présenté moi-même.

Je ne veux pas toutefois décliner cet honneur et cela pour plusieurs raisons.

D'abord le sujet est fort intéressant et peu connu dans ses détails. Nos classiques sont nécessairement brefs, assez incomplets, et les traités spéciaux étrangers ou antiques. Vous venez fort utilement combler une lacune.

Vous nous rappelez ensuite que l'œil

artificiel n'est pas moderne, mais vous démontrez que l'œil moderne est bien français. Cela fait toujours plaisir.

Vous dirai-je enfin que vous donnez, en publiant ce livre, un nouvel exemple d'activité provinciale et de décentralisation scientifique? Il est vrai que vous êtes dans ce beau pays d'Avignon où l'esthétique oculaire mérite des soins particuliers, dans une ville où la tradition ophtalmologique d'une grande famille médicale est dignement continuée. Mais enfin il est toujours bon de prouver qu'on peut travailler seul, loin des centres officiels et faire comme ailleurs besogne utile et agréable.

Permettez-moi de vous féliciter, mon cher ami, et veuillez agréer l'assurance de mes meilleurs sentiments.

Professeur H. TRUC.

Montpellier, le 12 janvier 1895.

TRAITÉ

DE

L'ŒIL ARTIFICIEL

I

HISTORIQUE

I

1. L'habitude de se peindre les yeux remonte à la plus haute antiquité. Pâris, fils de Priam (teste Philostrato in Heroicis), Sardanapale se peignaient les yeux et les sourcils.

Cet usage s'est perpétué, et aujourd'hui encore combien nombreux sont ceux qui suivent l'exemple de ces rois fabuleux :

Pour réparer des ans l'irréparable outrage.

Cet embellissement, que l'art apportait à la nature, peut être considéré comme un premier stade précédant l'histoire de la prothèse oculaire. Celle-ci ne commence qu'au moment où l'homme employa cet artifice pour dissimuler la difformité qu'entraîne la perte de l'organe : de là naquit la première prothèse, l'ecblepharos, dont l'origine est antérieure à Paul d'Égine.

D'autre part l'art de la statuaire incita l'homme à s'efforcer d'obtenir une représentation exacte de l'aspect extérieur de l'œil. Phidias (IVe siècle av. J.-C.), voulant mettre une recherche infinie dans l'exécution de la statue de Minerve destinée au Parthénon d'Athènes, fit en ivoire toutes les parties du corps, excepté les yeux, dont l'iris était fait d'une pierre particulière.

2. Les yeux artificiels auraient été employés par les peuples primitifs pour donner à leurs momies un aspect plus vivant : « Le Père Acosta et Garcilasso de la Véga assurent avoir vu des momies des Incas et de quelques Mamas ; ils avaient leurs cheveux et leurs sourcils, et on leur avait mis des yeux d'or. » (Buffon, article *Momies*.)

Certains peuples anciens du nouveau monde mettaient à leurs momies des yeux de céphalapodes. Ces yeux, très calcaires, sont susceptibles d'acquérir un beau poli, et

les bijoutiers de New-York les ont recher-
chés pour les encastrer dans leurs bijoux
comme des pierres précieuses d'un nouveau
genre.

A l'article prothèse du *Dictionnaire des
sciences médicales* de 1820, il est dit : « Les
momies avaient les yeux remplacés par une
plaque d'argent enduite d'émail blanc. »
Ritterich conteste cette assertion : « La nature même des momies rend ce fait invrai-
semblable. Elles ont le corps enveloppé de
bandes plâtrées de sorte que les yeux sont
cachés, et un pareil embellissement serait
inutile. »

Cependant le procédé même de conservation paraît indiquer qu'on enlevait le globe
oculaire : « Hérodote raconte qu'on leur ôte
la cervelle par les narines, et à mesure qu'on
la fait sortir, on coule à la place des parfums.
Ensuite on coupe le ventre vers les flancs
avec une pierre bien aiguisée et on le vide. »
(Buffon, article *Momies*.) Il est peu probable
qu'on respectât le globe oculaire dont la des-
siccation sur place était difficile à obtenir. Et
comme Diodore de Sicile ajoute, parlant des
corps momifiés : « Ils n'étaient défigurés en
aucune manière », le globe oculaire devait

être remplacé par un corps étranger quelconque.

Ritterich cite, en en contestant d'ailleurs la portée, le fait suivant : « Dans l'indicateur archéologique de Gérard, 1850-51, il est dit que sur une momie ouverte à Londres le 11 juin 1850 on aurait trouvé les yeux faits d'une matière blanche, avec la pupille (*id est* l'iris) faite d'obsidienne. » Je ne vois pas pourquoi l'on contesterait ce fait. La cavité oculaire vidée, les embaumeurs égyptiens devaient avoir eu l'idée de la combler, d'y couler par exemple le plâtre dont ils imprégnaient leurs bandes. Un morceau d'obsidienne, pierre à contexture vitreuse, émaillée, simulait assez bien l'iris.

Si nous en croyons Hazard-Mirault, le duc de Chaulnes a trouvé sur des momies égyptiennes des yeux artificiels : mal confectionnés, grossièrement peints, ils étaient constitués par une petite capsule d'argent couverte d'une couche d'émail blanc, au centre de laquelle, l'iris était représenté par un cercle brun d'une seule teinte, et la pupille, par un point noir et peu saillant.

3. Dans leurs statues au moyen de pierres de différentes couleurs, les Égyptiens s'effor-

cèrent de reproduire exactement l'aspect extérieur de l'œil.

La statue de Ra-em-Ké, un des plus beaux restes de l'art de l'antique Égypte, est ainsi décrite : « Les yeux ont un regard si vrai qu'il inquiète ; une enveloppe de bronze enchâsse comme des paupières l'œil formé d'un morceau de quartz blanc opaque... au centre duquel un morceau arrondi de cristal de roche représente la prunelle. Sous le cristal est fixé un clou brillant qui détermine le point visuel et produit ce regard si étonnant qui semble celui de la vie. » (Viardot, *les Merveilles de la sculpture*, p. 7.) Cette statue aurait été faite vers l'an 4000 avant notre ère.

Quatre masques de plâtre découverts en Égypte dans la grande Oasis sont ainsi décrits : « Les yeux ont été remaniés et, selon les procédés en usage dès les temps des premières dynasties pharaoniques, incrustés d'une plaquette de talc qui leur prête l'éclat et le luisant de la vie. » (Maspéro, *la Nature*, 1892, p. 306.) Ces bustes paraissent dater de la fin du iie siècle de notre ère.

4. En Grèce, à Rome, cet usage se perpétua.

Aristote rapporte que de son temps existaient des statuettes mimes pourvues d'yeux artificiels mobiles. Plutarque nous raconte que les Spartiates arrachèrent les yeux de la statue de Hiéron avant qu'il mourût à Leuctra.

A Rome, il y eut des ocularistes pour statues : « Hæc Plutarchi verba, ajoute Mauchart, « illustrantur inscriptione adducta a Spon. « Miscel. Erud. antiq. Sect. VI, p. 232 :

M. RAPILIVS SERAPIO HIC
AB ARA MARMOREA
OCVLOS REPOSVIT STATVIS
QVA AD VIXIT BENE

Au Louvre on remarque parmi les statues de la Rome antique un Antinoüs dont les yeux sont faits de pierres fines.

Anastase le bibliothécaire, racontant les dons faits aux églises par l'empereur Constantin, cite quatre anges en argent pesant chacun 120 livres, avec des yeux en pierre précieuse.

Enfin l'histoire nous a conservé le nom de L. Licinius Patroclus, faber ocularius.

5. Les idoles de certains peuples barbares de l'Asie étaient pourvues d'yeux artificiels « qui consistunt e globulis corralinorum glo- « bulorum more vitro aut plumbo effectis ».

(Mauchart.) Dans les tombeaux des anciens peuples Delawares de l'Amérique du Nord on a trouvé des statuettes en bois, en terre cuite, dont les yeux étaient faits de deux petites pierres blanches. (*La Nature*, 1892, p. 261.)

II

6. Jusqu'ici il ne s'agissait que d'yeux artificiels plus ou moins perfectionnés pour statues, momies, mais non de la prothèse vraie.

L'invention de l'œil artificiel, dit Guérin[1], paraît assez simple : « Un vieux singe, sans doute à prétentions, avait, n'importe comment, perdu un de ses yeux. Il avait rempli le vide de l'orbite avec un mélange de terre glaise et de plantes de différentes couleurs : le tout formait un globe d'une composition à peu près de la couleur de l'œil qui lui restait. La supercherie ne fut reconnue qu'après sa mort. Le naturaliste digne de foi, qui m'a rapporté ce fait comme témoin, m'a assuré que rien ne l'avait surpris, dans le cours de

1. *Traité des maladies des yeux*, Lyon, 1759, p. 433.

ses voyages, comme ce trait qui marquait toute la sagacité que l'on reconnaît à cet animal. »

J'avoue que cette anecdote me laisse fort incrédule; et quand même elle serait vraie, elle prouverait seulement que le singe, comme l'homme, a un sentiment inné : celui de dérober aux regards de ses semblables les difformités qui l'affligent.

7. La prothèse oculaire aurait été connue et pratiquée très anciennement en Égypte. La médecine oculaire, chez les Égyptiens, était exercée par des prêtres; leur réputation de savoir s'était étendue fort loin. Hérodote[1] nous raconte que Cyrus, roi des Perses, envoya des ambassadeurs à Amazis, roi d'Égypte, en le priant de lui envoyer le médecin oculiste le plus habile de l'Égypte. Le refus que fit Amazis de condescendre aux désirs de Cyrus transporta celui-ci d'une telle indignation qu'elle fut immédiatement suivie d'une déclaration de guerre.

8. Les prêtres égyptiens, qui énucléaient leurs momies pour couler dans l'orbite un corps destiné à remplacer l'œil, auraient été

1. CARRON DU VILLARS. *Guide des maladies des yeux*, 1838, t. I, p. 93.

les premiers à étendre le bénéfice de cet art
à l'homme vivant.

« Déjà, dit Woolhouse [1], au temps de Ptolémée Philadelphe (IIIe siècle av. J.-C.) exis-
tait l'habitude de substituer au globe oculaire détruit par accident, abcès, ou toute
autre cause, des yeux artificiels de différent
genre. »

Woolhouse prétend même avoir trouvé
dans l'histoire de l'Éthiopie mention d'un
ouvrier qui fit fortune en fabriquant des yeux
artificiels d'or. Woolhouse n'ajoute pas quel
est l'historien qui lui a fourni ce document,
et Mauchart n'ayant pu contrôler son dire, ni
découvrir la source où il a puisé ces faits,
n'y ajoute aucune créance.

9. Paul d'Égine, qui vécut dans le VIIe siècle de notre ère connaissait l'œil artificiel, et
la description qu'Ambroise Paré donne de
l'ecblépharos est empruntée au médecin
grec.

Ce fait semble donc infirmer l'assertion de
Woolhouse, car l'œil d'or en usage au temps
de Ptolémée était un moyen prothétique au-

---

1. THOMAS WOOLHOUSE. *Expériences de différentes
opérations manuelles et des guérisons qu'il a pratiquées
sur les yeux.* Paris, 1711.

trement parfait que le grossier ecblépharos, et si Paul d'Égine eût connu son existence, certainement il en aurait fait mention.

10. Sennertus[1] rapporte que « Ioann. Thomas Minadous (*De externis affect.* lib. 3, c. 14) a vu à Byzance une femme qui portait un œil artificiel : « adeo expolitum et pictum, « ut verum magnitudine, luciditate, et colore « æquaret »[2].

« Modum etiam Pareus, ajoute-t-il, habet « quo oculus fictitius formari posset. »

11. Ambroise Paré est le premier auteur qui nous donne une description exacte de l'œil artificiel.

Nous lisons dans les œuvres d'Ambroise Paré, 1579, 22e livre : « Le moyen d'avoir un œil artificiel. — Ils seront d'or émaillé et de couleur semblable au naturel. » Au texte sont jointes quatre figures montrant la forme de ces yeux, leurs faces interne et externe (voir fig. 1).

Dans l'édition de Paris 1628, à la suite du

1. SENNERTI *opera*, p. 81, Vitteberg, 1627, et Lyon, 1666, vol. III, lib. i, pars. iii, cap. xl. *De Oculi defectu*, p. 224.

2. MINADOUS JOHANNES THOMAS, *Rhodoginus medicus : Medicarum disputionum*, liber Primus. Tarvisii, 1590.

paragraphe et des figures précédentes on lit :
« Et s'il advenait qu'on ne peust loger cet
œil dedans l'orbite, on pourra encore en faire
un autre tel que tu le vois par ceste figure,
fait d'un fil de fer applati et ployé et couvert
de velours ou taffetas, ayant son extrémité

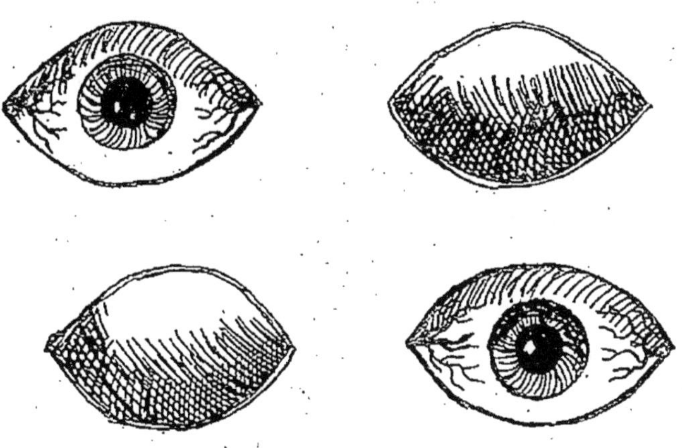

Fig. 1.

Yeux artificiels desquels est démontré le dessus et le dessous
(Ambroise Paré, 1579, 22e livre).

platte afin qu'il ne blesse, et l'autre extrémité sera couverte de cuir façonné, et le
peintre lui donnera par son artifice figure de
l'œil. Cela fait on le posera sur l'orbite. Or
ledit fil se peut estendre et resserer, comme
fait celuy que les femmes ont à tenir leurs
cheveux. Il sera passé par-dessus de l'oreille

autour de la moitié de la teste. » (Voir fig. 2.)

Malgaigne fait remarquer (les Œuvres d'A. Paré, édition Malgaigne, t. II, p. 604) que Paré reconnaît avoir emprunté ce texte à Paul d'Égine. Ce qui nous porte à croire que, même à l'époque de Paré, cet instrument de prothèse si imparfait, que Mauchart appela plus tard l'ecblepharos, n'était plus en usage et n'est cité que comme une réminiscence historique.

Schenck[1], contemporain de Paré, reproduit la description de l'oculus adstitius donnée par celui-ci auquel d'ailleurs il renvoie. Il donne ensuite la description de l'ecblepharos telle que nous l'avons trouvée dans l'édition des œuvres de Paré de 1628; mais il lui attribue comme auteur *Christophorus a Vega*, lib. III, sect. 2, cap. I, *de Arte medendi*[2].

III

Les auteurs que nous rencontrons ensuite reproduisent les descriptions d'A. Paré : les

1. *Volumen observationum Schenckii.* Francfurti, 1609. Lib. II. de oculis, p. 176.
2. C. AVEGA, Complutensis Academiæ professor, Caroli V Medicus a cubiculo. Obiit anno 1556, Renat.

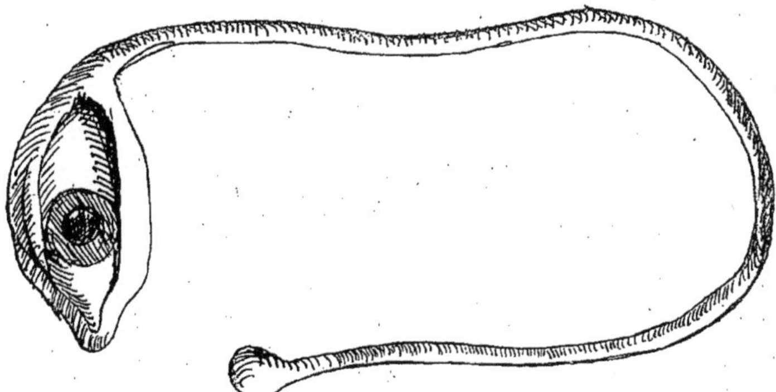

Fɪɢ. 2.

Autre figure d'œil artificiel (l'ecblepharos,) d'après Ambroise Paré, édition 1628.

uns textuellement, les autres en y ajoutant quelques renseignements intéressants.

12. Fabrice d'Acquapendente est celui qui nous donne les détails les plus complets dans son chapitre : de eruto et amisso oculo (édition de Venise 1619, p. 181).

De son temps on avait commencé à fabriquer les yeux en verre. Aussi sommes-nous quelque peu étonnés quand nous voyons Gaujot et Spillmann (*Arsenal de chirurgie contemporaine*, t. II, 1872) attribuer ce perfectionnement à un verrier de Nevers « qui, vers 1740, supprima la plaque métallique et fit des yeux de verre peint ».

Fabrice d'Acquapendente nous apprend aussi que, lorsque le globe oculaire tout entier avait disparu, on mettait un œil artificiel sphérique : de eruto et amisso oculo « illud dicam non posse eum nisi œquiosce « corrigi, nimirum cum oculo vitreo, vel la- « pideo, vel argenteo, seu alterius materiæ, « qui sano, coloribus, figura et magnitudine « sit quam simillimus. Quod si oculus totus « erutus est, rotundus imponendus; quod si « portio remansit, cortex vitreus concavus « aptandus. »

13. Jessenius (Instit. chirurg. Witteberg,

1601) nous apprend quelle était la valeur de la pièce prothétique à son époque. Il nous dit qu'il y a à Venise un orfèvre florentin qui fabrique des yeux artificiels avec une habileté étonnante « et illos vendat sex aut septem « coronatorum pretio ».

14. L'œil artificiel était cependant une chose rare, puisque Worm (*Museum seu historia rerum rariorum*, Lyon, 1655, chapitre *De artificiosis e vitreo*, page 362) a classé parmi ses curiosités un œil artificiel en verre : « Oculi hu-« mani structura vitrea, quæ inservire potest « iis, qui monoculi sunt, aut vitium aliud « contraxerunt, ut hoc commode pallietur, « ovalis ferme est figuræ, concavæ, eam oculi « partem, quæ extra palpebras proeminet, « coloribus vivis repræsentans, vitro inustis, « ut deleri nequeant parte convexa. Sed con-« cava plumbo obducitur ne veri oculi reli-« quias lædat. Hic vitreus rite applicatus et « palpebris insertus, ad modum veri oculi « moveri potest et omnem deformitatem tol-« lere. » On se préoccupait dans la prothèse de ne pas blesser le moignon, et on recouvrait la face postérieure de l'œil d'une couche de plomb, métal facile à polir. C'est qu'en effet les yeux de cette époque paraissent avoir été beaucoup plus plats que ceux que nous employons aujourd'hui, et fatalement ils devaient appuyer sur le moignon par leur face postérieure.

15. Franck de Franckenau (*Satyr. med.* Leips. 1722), Lamzwerdius (*in Sculteti Armamentario c. observ.* Lamzwerdii et Verduini, 1741) rééditent les descriptions de Paré.

16. Saint-Yves (*Traité des maladies des yeux*, 1732), dans le chapitre « de l'Opération qui convient à l'œil pour appliquer un œil postiche », insiste sur la nécessité de conserver un moignon volumineux si l'on veut que l'œil ait une grande mobilité.

17. Nuck (*Experimenta chirurg.* 1728, chapitre De oculo artificioso) nous apprend que les yeux se font en verre ou bien en métal émaillé. Les yeux d'or et d'argent sont donc rapidement tombés en désuétude. Pour habituer l'orbite, il conseille de porter d'abord pendant quelques jours une lamelle de plomb de même forme que l'œil artificiel : « Longe « tamen præferimus hemispheria illa e vitro « confecta, quod splendorem suum rectius « servent quam hæc capsulæ, vitro obductæ, « facile colorem suum ab humore oculum « irrorante, mutantes. Hoc autem ut felicius

« peragatur, ante applicationem oculi artifi-
« cialis, applicetur prius lamina quædam
« plumbea, eodem modo excavata, ut ita
« male constitutus oculus ejusmodi capsulæ
« vel vitreæ, vel aureæ deinceps applicandæ,
« sensim adsuescat. »

Laurent Heister (*Institutiones chirurgicæ*, Amst., 1750, p. 596) consacre un chapitre entier à l'œil artificiel.

18. Voici le procédé employé par un émailleur de Nevers vers 1750 pour fabriquer un œil de verre : « Il traçait au sommet d'une perle blanche soufflée sur un tuyau de pipe un cercle brun ou bleu, au centre duquel il plaçait un point noir pour figurer la pupille. Après avoir donné une forme ovale à cette coque de verre, il en ouvrait la partie inférieure et la bordait au feu de la lampe. »

IV

19. Nous avons passé rapidement sur le travail d'Heister qui parut en même temps que la thèse de Mauchart : *Oculus artificialis*, Tubingen, 1749. Celle-ci, comprenant 24 pages, est le premier traité complet de prothèse oculaire. Il nous faudra ensuite arriver jusqu'à 1852 pour trouver une nouvelle étude vraiment scientifique et médicale. Ce dernier travail est dû au professeur Ritterich de Leipzig.

Mauchart, après avoir exposé assez longuement l'historique de la question, énumère les différentes sortes d'yeux artificiels que l'on trouve : les uns ont pour but de donner l'explication physique (Hamberger, *Dissertatio acad. physico-mathem.*, Jen. 1708) ou anatomique de l'œil (Verle, *Tractatus anatomiæ artificialis oculi humani, in Opuscula nova anatomiæ*, Lyon 1680, p. 170). Dans une troisième catégorie on trouve des pièces destinées à représenter artificiellement les différentes maladies de l'œil. A l'époque de Mauchart les artistes parisiens avaient acquis en ce point une réputation méritée. Ces trois catégories n'entrent pas dans le cadre de l'étude de Mauchart.

Au début de sa thèse, Mauchart commence par écarter la possibilité de la greffe oculaire : « Taliacotii artificio, quo laboriosis- « sima ac ingeniosissima methodo per insi- « tionem, nasos, auriculas, labia oris truncata

« restituit e traduce vivæ carnis felicissime,
« cujusque vestigia secuti sunt alii, vel hinc
« tamen in oculi deperditione locus non est,
« quod si, vel maxime, reliquiis et radici
« bulbi deperditi novum liceret globum ad-
« suere ac conserruminare carneum, nullus
« tamen oculi naturalis vel color, vel nitor
« posset conciliari. » Ceci tendrait à prouver
qu'il y a longtemps que la question de la
greffe oculaire a été agitée.

Mauchart divise les yeux artificiels en deux
catégories : les ecblephari, les hypoblephari.

L'ecblepharos se mettait sur l'œil maintenu par un cercle de fer autour de la tête.
Nous avons vu que la description en avait été
donnée par A. Paré. Il n'a qu'un intérêt historique.

L'hypoblepharos est l'œil artificiel qui se
met dans l'orbite à la place du globe oculaire détruit. Autrefois, dit Mauchart, les
yeux artificiels étaient en or ou en argent :
« pigmentis vitrescentibus obducti quem
« Galli vocant : émail ». Depuis plus d'un
siècle, ajoute-t-il, on a remplacé le métal par
le verre.

Ces yeux étaient parfaitement imités, si
nous en croyons l'anecdote suivante : « Rus-

« .tica quædam cui applicaret David Burcard
« oculum artificialem, ejusque exquisitam
« similitudinem attoniti mirarentur adstan-
« tes spectatores, cœperit sanum claudere
« oculum, et artificiali suo circumspicere,
« tandemque suspirans exclamare : Ego vero
« nihil video. »

Mauchard donne les dimensions de ces
yeux : 9 à 10 lignes de longueur, d'une demi
à deux lignes d'épaisseur au centre, pas plus
d'une demi-ligne à la périphérie. Leur poids
ne dépasse pas 24 grains (1^{gr},27).

Les yeux en or sont plus lourds, ils ne
peuvent pas peser moins de 1 ou presque
2 drachmes (3^{gr},8 à 7^{gr},6). Ils sont bien in-
férieurs à ceux en verre : « qui conflatus est
« vitreo palmam præripit. »

Après avoir exposé les qualités que doit
réunir un œil artificiel : similitude, absence
d'aspérités, légèreté, il insiste sur la forme
qu'on leur donne, sur les dimensions différentes que doivent avoir les parties représentant les conjonctives supérieures et infé-
rieures, et les causes de cette différence.

Si le sujet est éloigné du lieu où se trouve
le fabricant : « Mittat ei pictum in charta
« oculum qui sani sui colores exprimat. »

A cette image on joint : « hemisphærium
« concavo-convexum e lamina plumbo confor-
« matum ». Cette cupule a été confectionnée
de façon à représenter exactement le volume
et la forme de l'œil que l'on désire. On est
ainsi : « securus de felici perfecta imitatione ».
Ce procédé n'a qu'un inconvénient : « augescit
« quidem pretium ».

Nous insistons sur ces détails qui nous
montreront combien peu de progrès a fait la
prothèse oculaire depuis cette époque.

Après avoir indiqué dans quels cas on peut
mettre la pièce prothétique et les opérations
qu'exige la présence d'un moignon trop volumineux ou douloureux, Mauchart nous
décrit de quelle façon il faut s'y prendre
pour mettre ou enlever l'œil. Quelques praticiens recouvrent la paroi postérieure de l'œil
de cire ou de plomb, mais il repousse cet
usage comme augmentant inutilement le
poids de l'œil.

Tous les soirs on doit enlever l'œil artificiel, le nettoyer avec de la salive et l'essuyer.
La cavité oculaire doit être détergée avec
différents liquides dont il donne les for-
mules. Lui préfère des lavages tièdes faits
avec une éponge imbibée d'eau de rose

« vel ex infuso euphrasiæ et floris hyperici »_.

Si l'œil artificiel a des avantages il a des nconvénients que Mauchart ne cache pas. L'ennui de le mettre et de le retirer chaque jour, de nettoyer l'orbite. Entre-t-on dans une atmosphère fumeuse, il se couvre de buée. Est-on enrhumé, ou sous l'influence d'une prise de tabac, éternue-t-on violemment, l'œil tombe. Un coup peut le briser, ses débris peuvent blesser l'orbite. Enfin dans les cas où la paupière supérieure est mutilée ou paralysée, ou la paupière inférieure ectropionnée, la prothèse est impossible.

« Sed gravius superest opprobrium », la présence de l'œil artificiel est un péril pour l'œil sain. Sous son influence on peut voir se déclarer dans celui-ci « fluxiones et ophthal- « mias, cataractam, guttam serenam ». A tel point que Woolhouse et d'autres auteurs n'osent pas conseiller l'usage de l'œil artificiel.

Mauchart fait remarquer avec sagacité que ces phénomènes inflammatoires peuvent reconnaître trois causes différentes : 1er cas, l'œil est mal fait, mal adapté à l'orbite qu'il blesse, et la faute est imputable au chirurgien ; 2e cas, le malade porte un œil dépoli et hors d'usage. C'est seulement dans une troisième série de cas que la sensibilité du moignon est telle que la prothèse devient dangereuse. Chez les malades de cette dernière catégorie, on pourra avoir recours à l'echlepharos. Mais cette prothèse primitive est si disgracieuse, si peu esthétique que Mauchart pense qu'il est bien préférable de couvrir l'œil avec un rond d'étoffe, ou un emplâtre. Cependant pour ceux qui voudraient en faire usage, il donne en terminant une excellente description de cet imparfait appareil prothétique.

V

20. Pendant longtemps Venise eut le monopole de la fabrication du verre. Un règlement draconien enfermait les ouvriers verriers dans l'île de Murano : les fugitifs étaient punis de mort, et des sbires étaient payés et délégués pour aller les frapper là où ils portaient leur industrie. Aussi les yeux artificiels fabriqués à Venise jouirent-ils longtemps d'une grande vogue. Les secrets de la fabrication du verre échappèrent à cette fière république malgré l'ostracisme de ses règlements. En Bohême d'abord, l'art de la verrerie se développa et se perfectionna.

En 1665 Colbert débaucha à prix d'or des ouvriers vénitiens : déjà existaient en France des fabriques de verre, mais c'est à partir de cette époque que l'industrie de la verrerie prit une grande extension. A la fin du XVIIIe siècle les verreries de Venise étaient complètement déchues de leur ancienne splendeur.

Ritterich, sur la foi de cette vieille renommée, a essayé de se procurer des yeux à Venise : « Les yeux que j'ai fait venir de Venise sont en verre et ne peuvent servir que pour des figures de cire. Cependant un de mes malades en avait rapporté un fort bien fait : mais il est mort subitement avant de m'avoir donné l'adresse de son fabricant. »

21. En 1770 les yeux étaient encore fabriqués en verre : « Les yeux artificiels sont faits de verre peint. » (Gendron, *Traité des maladies des yeux*, Paris, 1770.)

Entre temps Storck inventa les yeux en porcelaine : ils étaient lourds et mal commodes.

La fabrication des yeux en émail paraît remonter à la seconde moitié du dernier siècle, mais on ne sait à qui rapporter l'honneur de ce perfectionnement.

22. En 1818 Hazard-Mirault publia son traité pratique de l'œil artificiel. Il ne faudrait pas exagérer l'importance de cette œuvre. Au point de vue scientifique il traduit et reproduit la thèse de Mauchart.

« Ce fut ce grand artiste qui le premier réussit à faire des yeux d'émail représentant si exactement la nature que souvent on ne pouvait distinguer l'œil artificiel de l'œil sain. » (Gaujot et Spillmann, *loco citato.*) C'est une exagération : Ritterich a entre les mains des yeux qui lui ont été fournis par Hazard père; il les compare à ceux des autres fabricants sans leur reconnaître aucune supériorité.

Hazard-Mirault aurait été le premier à faire une cornée transparente séparée par une chambre antérieure de l'iris située à 3 millimètres en arrière (Gaujot et Spillmann). Je crois qu'il faut refuser à Hazard-Mirault l'honneur de cette découverte, et je fonde mon dire sur ceci : Ritterich donne comme moyenne des épaisseurs des yeux de Hazard et Desjardin un quart de ligne pour la con-

jonctive, une ligne et demie au centre, là où
sont représentés la cornée et l'iris. Les dimensions des yeux que Mauchart avait entre
les mains sont d'une demi-ligne pour la conjonctive, et une ligne et demie pour l'épaisseur
de la cornée et l'iris. Je ne vois donc pas quel
est le progrès introduit par Hazard-Mirault.

Au point de vue de la ressemblance, les
yeux en verre du xviiᵉ siècle étaient arrivés
à un degré de perfection que nos yeux en
émail n'ont pas dépassé.

Rendons à César ce qui est à César : le
traité d'Hazard-Mirault est un travail excel-
lent mais peu personnel. Hazard eut surtout
le mérite de perfectionner le côté matériel de
l'œil artificiel. Il partagea cet honneur avec
Desjardin père.

23. Desjardin fils, dans sa thèse (*Essai sur
l'hydropisie, suivi de réflexions sur l'ophthalmoplastie*. Paris, 1837), consacre quelques
pages à la mémoire de l'œuvre paternelle,
qu'il afflige du nom barbare d'ophthalmoplastie : « J'entends par ophthalmoplastie cet
art réparateur qui a pour objet de modeler
en émail une pièce de prothèse destinée à
être introduite dans la paupière pour faire
disparaître la difformité qui résulte de la

perte de l'œil. » L'usage n'a pas consacré ce vocable scientifique.

24. Après avoir reconnu et loué les avantages de l'œuvre de Hazard et Desjardin, nous arrrivons aux écrits et à l'œuvre de Boissonneau [1]. Nos éloges seront beaucoup plus discrets. « Les écrits de Boissonneau, dit Ritterich, sont un panégyrique de lui-même, une réclame pour ses produits, et une description donnée sans aucune notion chirurgicale de quelques opérations faites par des chirurgiens en vue de faciliter la prothèse. » Cette appréciation n'est pas exagérée : les écrits de Boissonneau ne sont que des réclames mercantiles sans valeur scientifique.

Cependant Boissonneau, qui de son premier métier était émailleur, aurait perfectionné le côté matériel en ceci : « Ses yeux ne se brisent pas sous l'influence des changements de température, accident qui arrivait autrefois.

1. BOISSONNEAU, Formulaire des indications pathologiques pour diriger par correspondance l'exécution des yeux artificiels. Paris, 1842. — Yeux artificiels mobiles. Paris, 1849. De la restauration de la physionomie chez les personnes privées d'un œil. Paris, 1867.

WENGLER, Les yeux artificiels de BOISSONNEAU de Paris. Dresde, 1851.

« Les émaux de Mirault devenaient rugueux en cinq à six mois, ceux de Boissonneau peuvent durer un an et plus sans offrir cette altération. » (Gaujot et Spillmann, *loco citato*.) Ceci est exagéré, puisque Boissonneau lui-même dit qu'il faut environ trois à quatre yeux artificiels par an : à moins que chez lui le désir d'augmenter la vente ne l'ait fait calomnier son œuvre.

Boissonneau fit à ses yeux deux échancrures, de façon qu'on puisse indifféremment les mettre dans l'un ou l'autre œil.

25. Abbas publie à Londres en 1844 une monographie de l'œil artificiel. (*On the artificial Eye*. London 1844, in-8° de 56 p.) Elle paraît avoir été peu répandue, puisque Ritterich qui publie son traité quelques années plus tard en ignore l'existence. Nous n'avons pu nous-même nous la procurer.

Voici la courte analyse que les Annales d'oculistique donnent de l'œuvre d'Abbas : « L'auteur fait l'histoire de l'œil artificiel et indique les meilleurs procédés de fabrication. Il tourne en ridicule les prétendus secrets et perfectionnements de quelques fabricants. Il reproduit à cette occasion des prospectus, des réclames tirées de journaux de divers pays et s'en amuse avec infiniment d'esprit. »

26. Debout[1] rapporte de nombreuses mais peu intéressantes observations de prothèse oculaire. Une seule à retenir : « Dans un cas Boissonneau fit un œil artificiel supportant un rebord supérieur destiné à recevoir de la cire. Celle-ci, moulée avec soin, représenta la paupière supérieure qui eut la même forme et le même aspect que la paupière saine. Des cils implantés formaient avec ceux qui restaient une ligne irréprochable. » Cette pièce permit de faire la prothèse dans un cas de coloboma traumatique de la paupière supérieure.

VI

27. Comme Venise autrefois, Paris conserva pendant longtemps le monopole de la fabrication des yeux artificiels.

La fabrication des yeux en émail fut introduite en Allemagne vers 1850 par Ritterich. Dans son traité de l'œil artificiel paru en 1852

1. DEBOUT, Restauration de l'organe de la vision. *Bulletin de thérapeutique*, 1862, 63, 64.

il raconte les premiers essais, satisfaisants déjà, des ouvriers de Prague, Saalfeld et Leipzig.

L'Allemagne peu à peu tend à nous déposséder, et actuellement les yeux artificiels nous sont en partie fournis par elle.

Du traité de l'œil artificiel de Ritterich : *Das Kunstliche Auge*, Leipzig 1852, nous dirons peu de chose, ayant l'occasion dans le cours de cette étude de lui faire de nombreux emprunts. C'est une œuvre vraiment scientifique qui sera lue avec fruit par tous ceux que cette question intéresse.

Klaunig en 1883 a publié à Leipzig une nouvelle monographie de l'œil artificiel [1]. Elle est peut-être plus savante que celle de Ritterich, mais elle est bien moins pratique. Klaunig est parti de données trop mathématiques qui l'amènent à se trouver quelquefois en désaccord avec les faits cliniques. Néanmoins, si elle ne présente pas le même intérêt que l'œuvre de Ritterich, la thèse de Klaunig est une étude nouvelle et très scientifique de la prothèse oculaire.

1. MORITZ KLAUNIG, *das Kunstliche Auge*, Leipzig, 1883.

II

DES DIFFÉRENTES SORTES
D'YEUX ARTIFICIELS

L'œil artificiel est une imitation aussi exacte que possible de l'œil naturel : la forme qu'on lui donne est variable selon l'usage auquel il est destiné.

28. Les yeux artificiels pour statues, poupées, figurines de cire, sont formés d'une masse ellipsoïdale un peu aplatie, munie à son extrémité ou face postérieure d'un petit crochet en fer. Cet appendice sert à fixer et maintenir l'œil dans la cire chaude que l'on verse dans l'orbite. Ces yeux se font en verre.

29. Les yeux artificiels ont été employés chez les animaux. Rognetta cite le cas d'un chat qui pendant huit ans supporta une pièce prothétique. D'après le même auteur l'œil artificiel aurait été employé quelquefois pour les chevaux de luxe. Pour ceux-ci on emploie comme matière première non pas le verre ou l'émail qui seraient trop cassants, mais le bois, la corne, ou mieux l'ébonite.

30. Pour l'homme les yeux ont été faits successivement en métal, en verre, en porcelaine, en émail. Ils ont la forme d'une coque ellipsoïdale s'appliquant sur le moignon par sa face postérieure : sur sa face antérieure sont dessinés l'iris et la pupille.

31. On construit des pièces analogues destinées à d'autres usages : parmi elles nous devons citer les coques oculaires de De Wecker.

Elles sont de deux sortes : les unes sont des cupules transparentes en verre destinées à être interposées entre le globe et les paupières pour empêcher l'adhérence des deux feuillets conjonctivaux.

Les autres, de forme analogue, sont percées en leur centre d'un petit orifice par où on instille des collyres. Elles ont donc un double but, protéger la cornée et la maintenir en contact avec les liquides introduits par l'orifice de la cupule.

32. Dans un ordre d'idées différent nous trouvons encore des pièces de verres coulées ou taillées de façon à être adaptées sur l'œil : ce sont les verres de contact.

Les verres de contact consistent en une calotte centrale de 8 millimètres de rayon et de 12 millimètres de base environ, munie d'un bord de 13 millimètres de rayon et de 2 à 3 millimètres de largeur. Ils sont maintenus sur l'œil par l'adhérence capillaire et par les paupières qui viennent se poser en haut et en bas sur le bord scléral. Ils ne causent pas de gêne au malade et n'irritent pas l'œil. Toutefois la couche de liquide interposée entre la cornée et le verre (solution de sucre de raisin au 50ᵉ dont l'indice de réfraction est égal à celui de la cornée et de l'humeur aqueuse) se trouble en 5 à 6 heures à la suite de l'exfoliation physiologique de l'épithélium cornéen. Sulzer[1] a employé ces verres surtout dans des cas de kératocone et d'astigmatisme irrégulier : « Pourvus d'un diaphragme en émail opaque, ils pourront rendre de grands services et on obtiendra ainsi un résultat optique et esthétique. »

1. Sulzer, *Société française d'opht.*, 1892. et *Annales d'oculistique*, t. CVII, p. 321.

Fick[1] avait déjà essayé d'employer des
verres analogues. Les verres de contact de
Fick étaient soufflés. L'ophtalmomètre y dé-
montrait une foule d'irrégularités invisibles
à l'œil nu ou à la loupe. Sulzer est arrivé à
les faire tailler.

« Avec ces verres un œil normal voit un
peu moins que sans verre ; un œil à cornée
irrégulière voit avec un verre de contact aussi
bien qu'un œil normal armé du même verre. »

33. *Les opistoblephari*. Albini[2] a donné le
nom d'*opistoblephari* à de petites plaques métalliques modelées sur la partie antérieure
visible de l'œil ; il les introduit derrière les
paupières pour exercer avec le secours d'un
simple bandeau une pression uniforme sur
le globe oculaire en vue de ramener cet organe à sa forme physiologique dans les cas
de staphylome, d'ectasie de la cornée...

Plus tard Albini a pratiqué au centre de la
plaque un trou plus petit que celui de la
pupille pour remplacer ainsi les lunettes sté-
nopéiques de Donders.

Pour la construction de ses plaques Albini

1. FICK, *Archives of ophtalmology*, vol. 17, n°2. 1888.
2. *Opistoblephari*, Note du docteur ALBINI, in *Annales d'oculistique*, 1871, t. 65, p. 188.

emploie l'aluminium ; ce métal est léger, très malléable, il est facile de le modeler, de le couper, de le perforer, de le polir, ce qui permet au praticien de lui donner séance tenante la forme nécessaire.

Le seul inconvénient que présente ce métal, c'est sa fusibilité qui ne permet pas de le couvrir d'une couche d'émail et de le transformer ainsi en œil artificiel.

Ces plaques pourront, d'après Albini, être employées dans les circonstances suivantes :

1° Dans les staphylomes, pour exercer une pression mécanique sur la cornée.

2° Pour protéger la conjonctive bulbaire contre l'action des remèdes caustiques appliqués sur la conjonctive palpébrale dans les cas de granulations, de trachome, etc., et contribuer à la guérison de ceux-ci par la contre-pression qu'elles exercent sur la surface interne des paupières.

3° Pour protéger la cornée ulcérée et en favoriser la cicatrisation.

4° Ces plaques pourraient dans certains cas (recouvertes d'un vernis dont l'auteur se réserve de faire connaître plus tard la composition) être substituées aux yeux artificiels.

5° Elles pourraient tenir lieu de lunettes en enchâssant dans leur ouverture centrale de petites lentilles de quartz convexes ou concaves.

6° On pourrait les utiliser pour diriger sur l'œil des courants électriques ou thermiques.

Les *opistoblephari* ne paraissent pas avoir répondu à de si belles promesses et sont tombés dans l'oubli.

Comme appareil optique les verres de contact paraissent leur être supérieurs.

Galtier[1], modifiant leur forme et les munissant d'un manche qui permet de les tenir appliqués contre la cornée, a prôné leur emploi pour protéger celle-ci pendant les attouchements avec des solutions fortes de nitrate d'argent dans les ophtalmies gonococciennes.

Nous ne nous occuperons que de la pièce artificielle destinée à la prothèse[2] de l'œil humain.

1. *Annales d'ocul.*, 1892, t. 107, p. 429.

2. Nombreux sont les auteurs qui donnent comme étymologie à prothèse le mot grec προθεσις. Ainsi que le fait judicieusement remarquer Ritterich, le mot prothèse vient du grec : προσθεσις, appositio : de προστιθημι, addo, adjicio, et non de προθεσις, propositio.

III

FABRICATION

34. Les yeux artificiels se fabriquent aujourd'hui en émail. L'émail est un verre opaque, très fusible, que l'on obtient par la combinaison de la silice et de la potasse avec les oxydes d'étain et de plomb. C'est donc un silicate d'étain et de plomb, ou mieux un mélange de silicate et de stannate de potasse et de plomb.

Voici la composition respective de l'émail et du verre :

Émail.		Verre de vitre.	
Silice	30	Silice	69
Potasse	20	Chaux.	13
Oxyde de plomb .	40	Soude	15
Oxyde d'étain. . .	10	Alumine.	2

35. Les yeux artificiels se fabriquent au chalumeau avec des baguettes d'émail de différentes couleurs. En plus du tour de main que l'ouvrier acquiert par habitude, c'est la composition de ces différents crayons colorés et de l'émail lui-même qui constitue les soi-disant secrets de la fabrication.

C'est ainsi que, d'après Boissonneau, l'adjonction d'oxyde de bismuth donne un émail résistant mieux à l'action de l'humidité.

Les colorations sont obtenues par l'adjonction de certains oxydes métalliques : l'oxyde de cobalt pour le bleu, le protoxyde de cuivre pour le rouge, le bioxyde de cuivre ou l'oxyde de chrome pour le vert, l'oxyde d'uranium pour le jaune; l'oxyde de cobalt et le peroxyde de fer mélangés produisent le noir.

Pour donner de l'iris une imitation plus exacte, certains fabricants emploient des baguettes d'émail dans lesquelles deux couleurs sont combinées de façon à imiter les stries de cette membrane.

Nous n'avons pas l'intention de donner de la fabrication de l'œil artificiel une description et un formulaire assez détaillé pour servir de guide à l'ouvrier. Nous voulons seulement permettre au lecteur de se rendre compte de la façon dont on obtient la pièce prothétique.

Bien des procédés sont et ont été employés : ils se ressemblent beaucoup. Ce qui est au-dessus de tout procédé, c'est l'adresse, l'habitude, et le coup d'œil professionnel de l'artiste qui fabrique la pièce.

36. Un premier procédé, décrit par Ritterich, est le suivant : l'ouvrier prend un tube d'émail blanc, ou blanc jaunâtre selon la couleur qu'il veut donner à la conjonctive. Il ramollit l'extrémité à la lampe et par insufflation lui donne la forme d'une sphère. En chauffant alternativement de côté et d'autre, de la sphère il fait un ovoïde. Au centre il place, avec un crayon d'émail noir, un point plus ou moins grand qui représentera la pupille : il dessine autour avec deux crayons ou un crayon à double couleur l'iris et ses stries. Ces opérations sont faites sous le jet du chalumeau qui maintient les crayons d'émail à leur température de fusion. Ensuite, avec une baguette d'émail incolore il dépose sur l'iris une goutte plus ou moins volumineuse qui, convenablement bombée, représentera la cornée. Cela fait, il ne reste plus qu'à dessiner avec un crayon rouge les vaisseaux de la conjonctive. La pièce est alors coupée de façon à donner une cupule de forme déterminée. On la borde à la lampe et on l'envoie au four pour être recuite.

37. Un procédé plus long, mais qui donne des yeux plus parfaits comme exécution, c'est le suivant : l'ouvrier prend un tube d'émail incolore dont une des extrémités mise en fusion par le feu de là lampe forme par le soufflage une boule. Il applique sur la boule plusieurs émaux de différentes couleurs de façon à lui donner la teinte naturelle de la conjonctive. Il pratique au centre une ouverture circulaire destinée à recevoir l'iris. Celui-ci est fait séparément : l'ouvrier commence par former l'iris à l'aide de plusieurs émaux amalgamés; puis il place en son centre un point d'émail noir représentant la pupille : il termine en dessinant les stries de l'iris. Il soude alors l'iris dans le trou fait sur la sphère ou l'ovoïde précédemment préparé, et place la cornée par-dessus : il rogne la boule de façon à avoir une coque dont il adoucit les bords à la flamme.

38. Voici un troisième procédé : l'ouvrier souffle une boule d'émail incolore; il lui donne la couleur de la conjonctive en la sau-

poudrant de poussière d'émail qu'il vitrifie au chalumeau. L'iris et la pupille sont dessinés avec de la poudre d'émail de couleur appropriée et vitrifiés de la même façon. Au lieu d'être directement dessiné sur la coque primitive, l'iris peut être fait sur une baguette séparée et rapporté dans un trou fait au centre de la sphère, comme dans la méthode précédente. La cornée est placée en dernier lieu.

Le forage d'un trou dans la coque et le rapport de l'iris ont l'avantage de produire une pièce prothétique plus parfaite, et donnant mieux l'illusion d'une chambre antérieure.

39. « Le premier ouvrier habitué à travailler l'émail au chalumeau, dit Ritterich, est capable avec un peu d'habitude d'arriver à fabriquer des yeux artificiels très présentables. La pièce prothétique revient au fabricant à 1 franc environ. »

Les yeux en verre sont aujourd'hui complètement abandonnés pour la prothèse humaine : ils ne servent que pour les animaux empaillés et les figures de cire.

IV

L'ŒIL ARTIFICIEL; SES AVANTAGES

L'œil artificiel est une coque d'émail représentant par sa face antérieure l'aspect extérieur de l'œil et destinée à être mise dans l'orbite lorsque le globe oculaire manque ou est atrophié.

40. Les dimensions et les formes de ces coques varient : elles sont plus ou moins ovalaires, plus ou moins bombées, plus ou moins volumineuses, selon la dimension de la fente palpébrale, la grandeur de l'orbite, le volume du moignon (voir figure 3).

Lorsque la coque est suffisamment bombée, elle appuie sur le moignon seulement par ses bords ; lorsque le moignon volumineux n'admet qu'une coque presque plane, elle s'appuie sur lui par toute sa face postérieure.

Malgré l'absence complète de moignon on

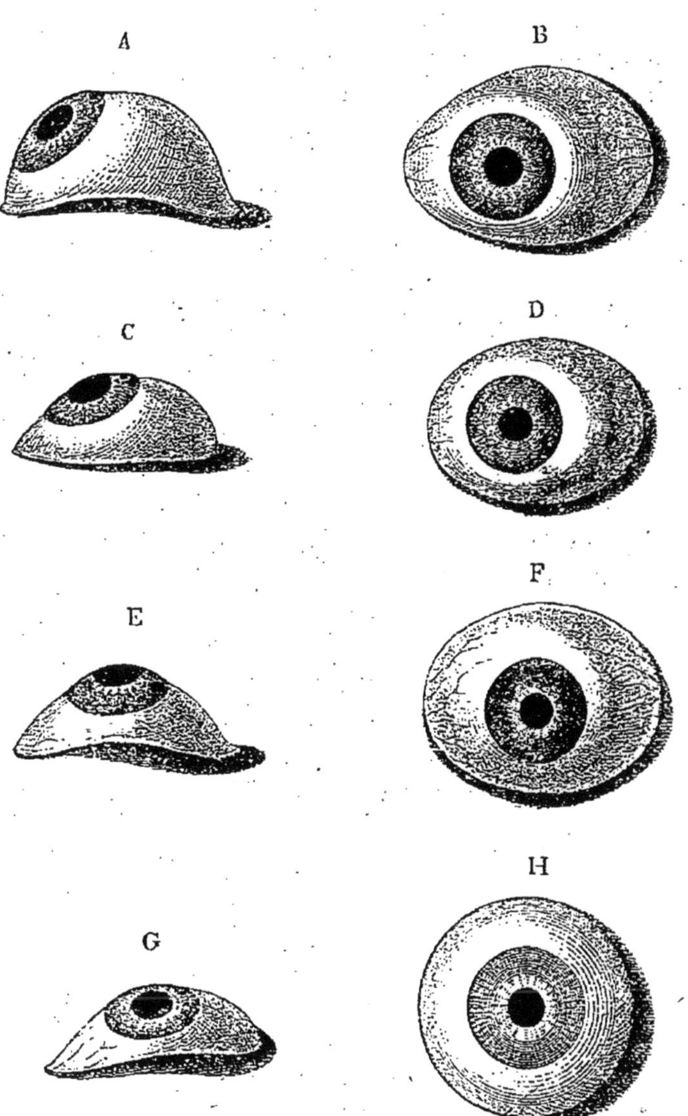

Fig. 3.

Différents modèles d'yeux artificiels.

n'arrive plus aujourd'hui à mettre des yeux en forme de boule : ces yeux, sphéroïdes complets, jadis en usage, avaient l'inconvénient d'être immobiles. Rapidement on adopta la coque semi-ellipsoïdale qui est la forme actuelle.

A demi cachées entre les paupières qui les maintiennent, ces cupules d'émail jouent l'illusion à s'y méprendre.

41. Au point de vue social l'œil artificiel pour le riche n'est qu'une question d'esthétique, un objet de luxe destiné à corriger l'aspect disgracieux résultant de la perte de l'organe; pour le pauvre, c'est souvent une question de vie matérielle. Un individu privé d'un œil a un aspect repoussant; nul n'en voudra pour serviteur, on répugnera à employer ses services. Porte-t-il une pièce prothétique cachant sa difformité, celle-ci passe inaperçue, et le malheureux cesse d'être un objet de répulsion. « J'ai observé souvent, dit Ritterich, que le pauvre préfère se passer de tout plutôt que de son œil artificiel. »

42. Au point de vue médical les avantages de l'œil artificiel sont multiples:

1° Il régularise les mouvements des paupières.

La paupière supérieure, privée du point d'appui qu'elle trouvait sur le globe, retombe flasque, souvent un peu entropionnée par suite de l'action de l'orbiculaire qui n'est plus contre-balancée. La pièce prothétique fournit au releveur le point d'appui qui lui manquait pour exercer son action.

2° Par cela même l'œil est débarrassé des frottements pénibles qu'occasionnait cet entropion.

3° L'œil artificiel facilite l'écoulement des larmes.

Lorsque l'orbite est privé du globe, les larmes stagnent dans le cul-de-sac inférieur sans arriver au niveau du point lacrymal. Cette stagnation produit une irritation continuelle de l'orbite, elle peut entraîner un épiphora gênant et l'inflammation du bord ciliaire. L'œil artificiel empêche cette stagnation en comblant la cavité oculaire et permettant aux larmes de se mettre en contact avec le point lacrymal.

Ceci nous explique comment le simple fait de porter un œil artificiel diminue quelquefois l'inflammation de la cavité orbitaire.

4° L'œil artificiel protège le moignon contre les actions irritantes extérieures.

5° Dans certains cas le moignon est encore pourvu d'une cornée plus ou moins transparente : si la rétine et le nerf optique ne sont pas complètement atrophiés, cet œil perçoit des sensations lumineuses souvent pénibles pour le malade. Ces phénomènes peuvent être gênants au point de faire songer à l'énucléation (Gaujot et Spillmann). La présence de l'œil artificiel suffit à supprimer ces sensations lumineuses.

6° Chez les enfants la prothèse est indispensable si l'on veut assurer le développement régulier de la face. En effet, l'orbite privée de son œil subit un arrêt de développement, qui a pour conséquence une asymétrie très manifeste. Il faut que le moignon qui reste dans l'orbite soit très volumineux pour que ce phénomène ne se produise pas.

L'usage de l'œil artificiel chez les jeunes sujets paraît assurer le développement intégral de l'orbite.

V

QUAND PEUT-ON FAIRE LA PROTHÈSE

43. Ceci nous amène à envisager cette question : A quel âge chez l'enfant doit-on faire la prothèse?

« On a l'habitude de faire la prothèse vers l'âge de cinq ans, nous dit Ritterich, mais je pense qu'on pourrait la faire de meilleure heure. » Chez les enfants, Klaunig place l'œil dès la 3ᵉ année. J'assimile l'enfant privé du globe à l'enfant atteint de strabisme hypermétropique; l'œil artificiel pour celui-là, comme le verre convexe pour celui-ci, doit être porté dès qu'il est toléré. Or l'œil artificiel est toléré par l'enfant même en bas âge. J'ai donné mes soins à un enfant chez qui la prothèse a été faite vers l'âge de 18 mois, et l'œil est parfaitement supporté.

Dans quels cas la prothèse est-elle possible?

44. *A*. L'œil a été énucléé.

La prothèse est possible dès que la cicatrisation est faite. « Après énucléation, dit Klaunig, on peut faire la prothèse lorsqu'il s'est écoulé un laps de temps de 14 jours. » Ce n'est pas une règle fixe. Ainsi que le fait observer Galezowski, il est inutile d'attendre que toute rougeur conjonctivale ait disparu : « au contraire le frottement d'une pièce lisse et polie contre la conjonctive engorgée et couverte de bourgeons charnus, fait souvent disparaître ces bourgeons ».

Selon la méthode d'énucléation employée il reste un moignon plus ou moins volumineux. Il est évident que l'énucléation par la méthode de Bonnet qui, respectant les muscles, laisse un moignon mobile, sera plus favorable à la prothèse.

Il est utile surtout chez l'enfant de faire la prothèse peu de temps après l'énucléation. J'observais récemment deux enfants de 7 à 8 ans chez qui, soit négligence des parents, soit refus du patient, la prothèse ne fut faite que 15 mois après l'énucléation. J'ai été frappé de voir que le cul-de-sac inférieur avait considérablement diminué, et était à peine suffisant pour maintenir l'œil. Chez l'un d'eux je ne pus mettre qu'un œil de très petit volume qui avait l'inconvénient de tourner dans l'orbite, mais toute pièce plus grosse manquait de stabilité et tombait au moindre mouvement. Rapidement d'ailleurs je pus augmenter le volume de la pièce prothétique, et au bout de quelques mois placer un œil relativement assez gros.

45. *B*. On a fait l'évidement de l'orbite.

La prothèse n'est possible que si les paupières n'ont pas été comprises dans l'excision des parties charnues ou si elles ont été suffisamment restaurées.

Quand la muqueuse et le voile palpébral ont été respectés il reste une vaste cavité dans laquelle il est toujours possible de loger un œil artificiel volumineux. Mais sa mobilité est presque nulle; le jeu des paupières laisse souvent à désirer et l'aspect du malade est quelquefois si disgracieux qu'il préférera cacher son infirmité sous un bandeau.

Si les paupières ont été comprises dans l'excision, la cicatrisation amène généralement, devant la cavité, une cloison cutanée qui comble l'orifice. La prothèse est alors impossible.

On pourrait, dans ce cas, avoir recours à l'antique ecblépharos, mais nous ne croyons pas que la difformité du sujet soit diminuée par cet appareil. Au contraire il ne ferait que la rendre plus apparente. Une rondelle d'étoffe noire, maintenue autour de la tête par un lien de caoutchouc, ne dissimulera pas la perte de l'organe mais cachera moins désagréablement la difformité.

46. *C*. Il existe un moignon volumineux, soit que celui-ci soit le résultat d'une atrophie de l'œil, soit qu'il soit consécutif à une opération : exentération, amputation de l'hémisphère antérieur.

Ces cas sont les plus favorables à la prothèse.

La présence de la cornée sur le moignon n'est pas une contre-indication. Il est en effet facile d'éviter que la pièce prothétique soit en rapport avec celle-ci : il suffit de choisir un œil très bombé, dont les bords seuls appuient contre le moignon.

47. *D*. La diminution de volume du globe est peu sensible.

A la suite d'ulcères profonds ayant détruit la cornée, pour cacher un leucome épais et total, les malades peuvent demander la prothèse.

Dans quelques cas, malgré le volume du moignon, on peut intercaler, entre celui-ci et les paupières, un œil très mince et très plat, une véritable lamelle d'émail.

Quand celle-ci, qui nécessairement appuiera et frottera sur la cornée, sera mal supportée, ou que son adaptation sera impossible, il faudra recourir à l'intervention chirurgicale et diminuer le volume du moignon. Il ne faut jamais, dans ces cas, se hâter de faire la prothèse. L'affaissement de la cornée permet, à un moment donné, l'introduction d'une pièce d'émail, mais cet affaissement n'est pas définitif, et il pourra se former rapidement un staphylome qui expulsera l'œil artificiel mis trop prématurément (§ 81).

Il faut, dans ces cas, laisser écouler un temps assez long avant de faire la prothèse pour être sûr de la tolérance de la pièce. Lorsque la pièce ne sera pas tolérée, souvent les malades repousseront l'intervention chirurgicale et préféreront un simple tatouage de la cornée leucomateuse. Le résultat

esthétique sera bien inférieur, mais cet inconvénient est compensé par la possibilité,
pour le sujet, de s'affranchir de la pièce prothétique, qu'il n'acceptera jamais que faute
de mieux.

VI

CHOIX D'UN ŒIL ARTIFICIEL;
SES QUALITÉS

L'œil artificiel doit réunir plusieurs qualités :

A. Sa fabrication ne doit rien laisser à désirer.

B. Sa similitude avec le congénère doit être parfaite.

C. Son volume doit être proportionné aux dimensions de l'orbite et au volume du congénère.

D. Il doit-être conformé de façon à être bien coapté au moignon.

48. *A.* Au point de vue de sa fabrication, les qualités que doit réunir l'œil artificiel sont les suivantes :

1° L'œil doit être parfaitement poli. Souvent les yeux présentent, surtout sur leurs

bords ou à l'union de la cornée et de la sclérotique, des aspérités sensibles à la palpa-
tion qui doivent les faire rejeter.

2° Tandis que la cornée doit être incolore
et transparente, l'iris au contraire ne doit pas
laisser passer la lumière. Ceci est important
lorsque le moignon a conservé sa cornée et est
encore sensible à l'action des rayons lumineux.

3° L'œil doit avoir l'apparence d'une
chambre antérieure. Celle-ci est plus parfaitement figurée, quand l'œil est fabriqué en
perçant au centre de la boule d'émail un trou
rond dans lequel on rapporte l'iris. Mais même
avec un œil fabriqué en peignant directement
l'iris sur la coque d'émail, la chambre antérieure peut être suffisamment apparente, si
l'ouvrier a soin de donner à la cornée une
convexité plus marquée qu'à la coque oculaire.

C'est un défaut que présentent souvent les
yeux artificiels : la convexité de la cornée
est la même que celle du globe. J'ai entre
les mains des yeux sortant de chez un oculariste renommé qui présentent ce défaut au
plus haut degré, et de ce fait, quoique la
pièce soit très soignée en tous ses détails, la

chambre antérieure est fort peu apparente.

Klaunig indique les dimensions proportionnelles que doivent avoir les différentes parties de l'œil artificiel : « La pièce dans le plan horizontal doit avoir un rayon de 14 millimètres et de 13 millimètres seulement dans le plan vertical. Dans certains cas les dimensions de la cavité orbitaire sont telles que la pièce dans le plan horizontal n'aura que de 8 à 12 millimètres, et 1 ou 2 millimètres de moins dans le plan vertical. La courbure de la cornée doit répondre à un rayon de 8 à 9 millimètres ; le diamètre du cercle iridocornéen doit être de 10 à 12 millimètres. Mais si la sclérotique n'a qu'une courbure de 8 à 9 millimètres la cornée doit avoir alors la même courbure que la sclérotique. »

4° La pupille doit être ronde, nettement délimitée, sans bavures.

5° L'œil artificiel ne doit pas être trop mince.

Plus un œil sera léger, moins il sera gênant pour les paupières, surtout pour l'inférieure qui supporte son poids, et plus grande sera sa mobilité. Mais la légèreté ne peut être exagérée qu'au détriment de la solidité.

Ritterich donne comme minimum d'épais-

seur : un demi-millimètre pour la conjonc-
tive, 3^{mm},5 pour l'iris et la cornée. Il trouve
trop minces les yeux de Desjardin présentant
un demi-millimètre pour la conjonctive et
1^{mm},2 pour l'iris et la cornée. Il craint que
des yeux si minces ne présentent pas une ré-
sistance suffisante à la pression des paupières.

Klaunig donne des mesures un peu différentes : « 1 millim. pour la conjonctive et
2 millim. pour la cornée ; l'épaisseur de
2 millim. à la jonction de l'iris et de la cornée
est suffisante puisque à l'état normal c'est la
distance qui sépare l'iris de la portion la plus
convexe de la cornée. »

6° La fragilité des yeux artificiels peut être
augmentée par un vice de construction. Ils
se fendent quelquefois spontanément sous
l'influence de la chaleur. Prenez certaines
pièces entre le pouce et l'index et maintenez-
les quelques instants : vous entendez un
petit craquement et constatez une fêlure intéressant toute l'épaisseur de la partie blanche de la coque oculaire. Ceci est dû à un
défaut de fabrication.

La pièce a été refroidie trop brusquement
ou n'a pas subi l'opération du *recuit*. Les mo-

lécules de l'émail sont dans un état de tension inégale qui amène la rupture brusque de la coque sous l'influence d'un changement de température.

C'est là une réédition de l'expérience classique de la larme batavique et de la fiole philosophique.

Seulement, tandis que dans ces dernières expériences il faut rayer le verre avec un corps dur pour que la masse éclate, dans l'œil artificiel, à cause de la ténuité de ses parois, la chaleur de la main suffit à amener la rupture.

49. *B.* Au point de vue de sa similitude avec l'œil sain, l'œil artificiel doit réunir les qualités suivantes :

1° La conjonctive doit être exactement semblable à celle du congénère.

La conjonctive bulbaire est rarement blanche : chez les uns elle est bleuâtre, légèrement teintée en jaune ou en rouge chez les autres.

Les yeux artificiels pèchent généralement par ce défaut, leur conjonctive est d'un blanc trop pur.

Les vaisseaux conjonctivaux sont très marqués chez les uns, peu apparents chez les autres : l'œil artificiel doit reproduire ces différences.

2° L'iris doit être semblable à celui de l'œil sain, non seulement en couleur, mais aussi dans la disposition des stries plus ou moins marquées et plus ou moins apparentes selon les individus.

3° La pupille doit avoir une dimension correspondant à la dimension moyenne de la pupille de l'œil sain.

La pupille est normalement plus dilatée le soir ou à la lumière artificielle que le jour. Aussi y a-t-il souvent quelque avantage à avoir deux yeux artificiels : l'un pour le jour avec une pupille assez étroite ; l'autre pour le soir avec une pupille dilatée.

50. *C*. Le volume de l'œil artificiel doit être proportionné à la grandeur de l'orbite et au volume du moignon.

L'orbite est plus grande chez l'adulte que chez l'enfant et la femme.

L'œil sain doit également nous guider dans la détermination du volume à donner à la pièce prothétique, mais rarement on peut appliquer un œil assez volumineux pour représenter exactement l'organe perdu et égaler le volume de l'œil sain.

Enfin un petit moignon appelle un œil volumineux; un gros moignon, un œil de petit
volume.

51. *D*. La forme de l'œil artificiel et son
adaptation exacte au moignon.

L'œil artificiel dans l'orbite est un point
d'appui sur lequel les paupières effectueront
leurs mouvements. Sa forme variera selon la
forme de la cavité destinée à le recevoir et les
dimensions de la fente palpébrale.

La fente palpébrale est plus large que haute,
l'œil artificiel affectera donc la forme d'une
coque ellipsoïdale.

Le cul-de-sac inférieur est moins profond
que le supérieur; donc la portion conjonctivale de la pièce sera plus large en haut qu'en
bas.

Deux raisons font que sa partie interne
doit être plus étroite que la partie externe :
1° normalement l'œil est plus rapproché de
la paroi interne que de la paroi externe;
2° tandis qu'en dehors la pièce prothétique
s'enfonce sous la commissure des paupières,
en dedans elle est arrêtée par l'os unguis ou
la caroncule lacrymale.

52. D'après ces données il est facile de
reconnaître à première vue si une pièce est

destinée à l'œil droit ou à l'œil gauche : la grosse extrémité doit être en dehors, la portion la plus large de la conjonctive en haut. De plus, les yeux artificiels portent généralement à la paroi inférieure, vers leur sommet interne, une encoche destinée à faciliter le passage des larmes ou mucosités. Ces règles ne sont pas absolument fixes : souvent un œil gauche peut être adapté à une orbite droite et *vice versa*.

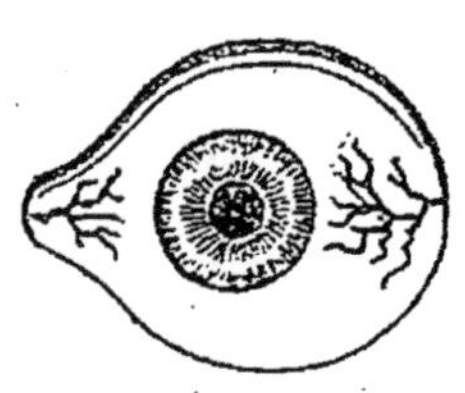

Fig. 4.

L'œil symétrique de Boissonneau.

53. Boissonneau avait fait des yeux symétriques portant deux échancrures, une à la paroi inférieure, l'autre à la paroi supérieure : les conjonctives inférieure et supérieure étaient semblables et de même hauteur (fig. 4). Ces pièces pouvaient donc indifféremment être appliquées à l'un ou l'autre œil. Ce n'était ni un progrès, ni un perfectionnement, et je ne crois pas que l'usage en ait persisté longtemps.

Il est dans certains cas des anomalies qui exigent des yeux de formes variables : irréguliers, complètement ronds, ou portant des

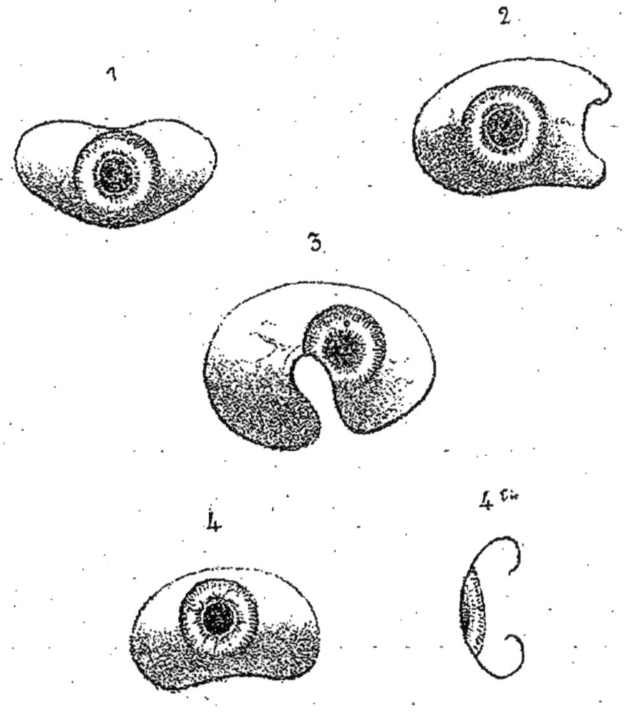
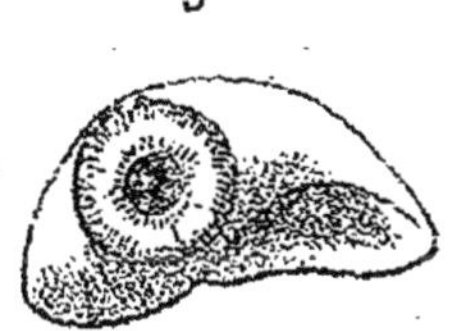
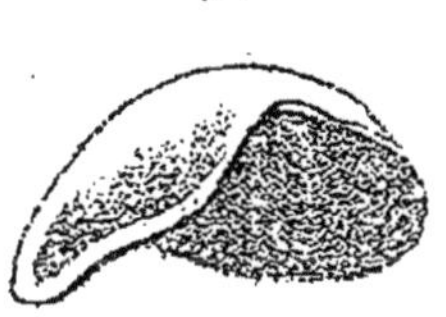

Fig. 5.

Quelques formes anormales d'yeux artificiels
d'après les pièces de Schœn, de Genève.

(4, face antérieure, 4 *bis*, coupe antéro-postérieure,
5, face antérieure, 5 *bis*, face postérieure.)

échancrures qui correspondent à des brides cicatricielles, (figure 5).

54. L'œil introduit dans l'orbite, la position de la cornée doit être telle que, le sujet fixant un objet situé à 3 mètres environ, les axes optiques prolongés se coupent sur cet objet. Ce qui revient à dire que l'œil artificiel doit présenter un léger degré de convergence. Il vaut même mieux pécher par excès que par défaut, un léger strabisme convergent passant plus facilement inaperçu qu'un strabisme divergent de moindre étendue.

55. La mobilité est donnée à l'œil artificiel surtout par le moignon, mais aussi indubitablement par les paupières, puisque, lorsque le moignon manque totalement, l'œil peut exécuter des mouvements, légers il est vrai, mais apparents.

L'existence d'un moignon étant la condition indispensable d'une prothèse parfaite, le chirurgien devra s'attacher à l'obtenir aussi volumineux que possible.

Mais pour que l'œil artificiel ait une grande mobilité il ne suffit pas qu'il existe un moignon volumineux, il faut aussi que la pièce soit bien adaptée à ce moignon.

L'œil artificiel doit s'appuyer sur le moignon seulement par ses bords : ce n'est que lorsque le moignon est très volumineux que l'on est obligé d'intercaler entre celui-ci et les paupières un œil absolument plat qui appuie alors sur le moignon par toute sa face postérieure.

Dans tout autre cas il faut éviter ce frottement de la face postérieure de l'œil contre le moignon. Cela ne se produira d'ailleurs jamais si l'œil est suffisamment bombé.

56. Nous ne voulons pas quitter ce chapitre du choix de l'œil artificiel sans insister sur ce point important : ne pas mettre des yeux artificiels trop volumineux. Le malade vous incite toujours à lui placer un œil artificiel trop gros, désireux qu'il est de mieux cacher sa difformité. On doit se garder de ce défaut. Un œil trop petit n'a pas d'inconvénient autre que le défaut de mobilité; un œil trop volumineux, outre la gêne qu'il pourra causer au malade, entraîne quelquefois des complications soit du côté de l'orbite, soit même par sympathie du côté de l'œil sain.

Tout œil qui ne permet pas l'occlusion complète des paupières est trop volumineux et à rejeter.

VII

MOBILITÉ DE L'ŒIL ARTIFICIEL

57. La mobilité de l'œil artificiel dépend de trois choses : *A*, de l'existence d'un moignon volumineux; *B*, de la coaptation parfaite de l'œil au moignon; *C*, de la liberté complète des mouvements de la pièce prothétique dans l'orbite.

58. *A*. Le moignon. Après l'excision de staphylome, l'amputation de l'hémisphère antérieur, il reste un moignon volumineux très favorable à la prothèse.

L'évidement, le curettage de l'œil, l'éviscération donnent également comme résultat ultime un moignon mobile et volumineux.

L'énucléation par la méthode de Bonnet, qui laisse les muscles, fournit un moignon relativement mobile, et sera, pour le résultat esthétique, préférable à toute autre méthode.

Truc[1] a étudié la mobilité des moignons dans ces différents cas en déterminant le champ d'excursion de l'œil artificiel. « Nous nous servons à cet effet du périmètre ordinaire. Le moignon, muni de son œil artificiel, est placé au centre du périmètre, de manière que la lumière d'une bougie placée au zéro projette son image sur le centre pupillaire, l'œil sain regardant directement au loin. Faisant exécuter au sujet des mouvements oculaires maxima successivement en haut, en bas, en dedans et en dehors, nous mesurons le déplacement angulaire de l'œil artificiel.

« Par ce procédé, identique à celui de la détermination angulaire du strabisme, on peut obtenir une représentation assez précise de la mobilité de l'œil artificiel. En procédant de la même façon dans les ablations totales ou partielles de l'œil, on peut comparer leur valeur esthétique.

« Nous avons examiné ainsi quelques opérés d'énucléation, d'évidement, et d'amputa-

1. *Annales d'ocul.*, 1892, t. CVIII, p. 264.

tion du segment antérieur, et nous avons obtenu les déplacements angulaires suivants :

	Interne.	Externe.	Haut.	Bas.
Énucléations	23°	20°	15°	25°
Amputations simples du segment antérieur.	31°	27°	20°	30°
Évidements.	35°	25°	20°	40°

« Il y a là quelques causes d'erreur provenant du malade, de la forme ou du volume de la pièce artificielle, etc., mais elles sont peu importantes. »

Ce qui frappe dans ce tableau c'est la mobilité de l'œil artificiel plus grande en bas que dans les autres directions. C'est qu'en effet dans les mouvements d'abaissement la paupière supérieure renforce l'impulsion du moignon en agissant directement sur l'œil lui-même. C'est pour cela que, même après l'ablation totale des parties molles de l'orbite, on a pu, dans quelques cas, observer une certaine mobilité de la pièce prothétique, mobilité communiquée uniquement par les paupières.

59. *B.* Coaptation. Avec un moignon volumineux, la mobilité pourra être nulle ou

très faible si l'œil artificiel n'est pas exactement adapté au moignon. Pour que cette
condition soit remplie il faut que l'œil ne
soit ni trop gros, ni trop petit. Est-il trop
petit, il y a entre le moignon et la pièce artificielle un espace libre qui fait que les mouvements transmis sont moins étendus.

Si l'œil est trop gros, le résultat mécanique est le même : le moignon glisse sur les
bords de l'œil artificiel sans le mouvoir. En
effet celui-ci est comprimé contre les parois
de l'orbite par l'orbiculaire avec une force
telle qu'il ne peut suivre l'impulsion du
moignon.

Dans l'un et l'autre cas le résultat final est
le même : absence ou diminution de la mobilité.

60. *C*. Liberté de l'œil dans l'orbite.

Malgré une adaptation exacte au moignon,
la mobilité de l'œil sera très restreinte lorsqu'il existera des brides ayant nécessité des
échancrures dans la pièce.

VIII

INTRODUCTION ET EXTRACTION
DE L'ŒIL ARTIFICIEL

61. Avant d'introduire l'œil artificiel on
déterge l'orbite avec de l'eau boriquée. Les
premières fois on fera bien d'instiller au préalable quelques gouttes de collyre à la
cocaïne.

L'œil doit être humecté avant d'être introduit dans l'orbite.

62. S'agit-il d'un œil droit, on saisit la
pièce entre le pouce et l'index de la main
droite. Avec le pouce de la main gauche on
relève la paupière supérieure et on introduit
dans l'orbite la grosse extrémité de l'œil en
la faisant glisser contre la joue et la paupière (figure 6). On pousse l'œil obliquement
en haut et en dehors de façon à le faire

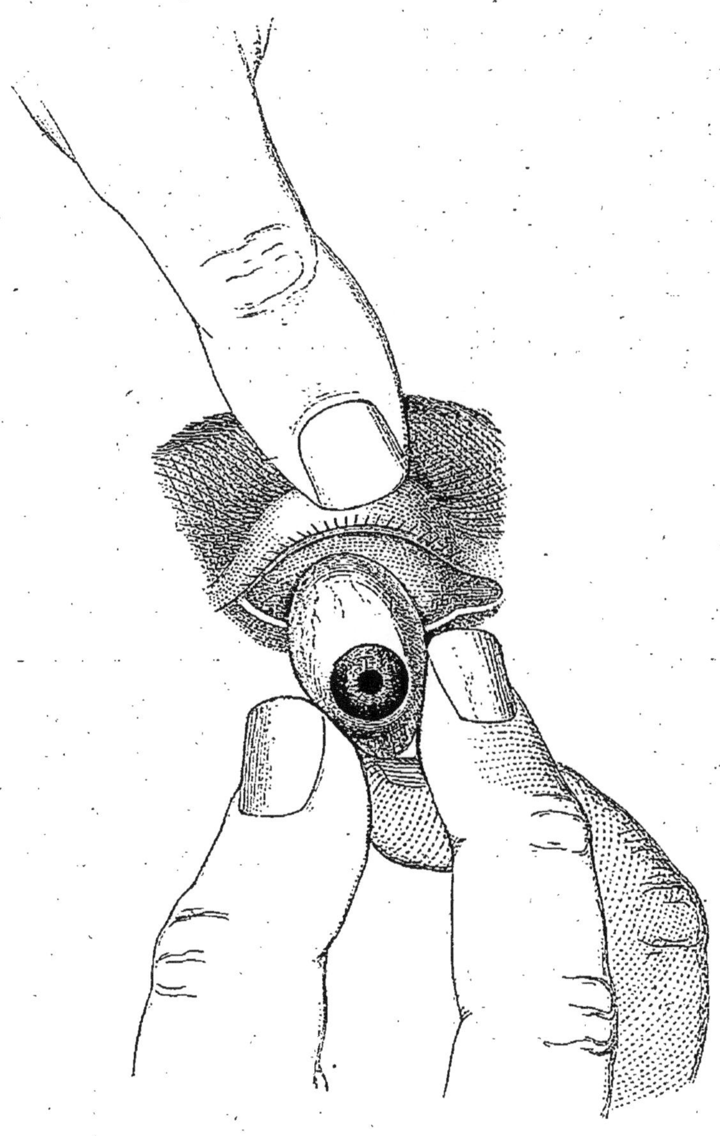

Fig. 6.

Introduction de l'œil artificiel.

glisser entre le moignon et la paupière. Peu à peu on l'amène à être horizontal. On laisse alors retomber la paupière supérieure, et on maintient l'œil en place avec le pouce et l'index de la main gauche (figure 7). Avec un doigt de la main droite on tire en bas la paupière inférieure de façon à l'ectropionner; on enfonce légèrement l'œil dans l'orbite, en appuyant avec les doigts qui le soutiennent, de façon à ce qu'il s'engage dans le cul-de-sac inférieur. On lâche la paupière inférieure qui recouvre et maintient la pièce en place.

Pour l'œil gauche on saisit la pièce prothétique avec la main gauche et on élève la paupière supérieure avec la main droite.

Si c'est le malade lui-même qui fait cette opération, il place la main droite là où nous avons indiqué la main gauche.

63. Pour retirer l'œil, on écarte fortement la paupière inférieure de façon à l'ectropionner complètement.

En faisant regarder le malade en haut, l'œil tombe de lui-même dans la main prête à le recevoir.

64. S'il n'y a pas de moignon, ou si pour toute autre cause ce procédé ne réussit pas, on introduit vers l'angle interne la tête d'une

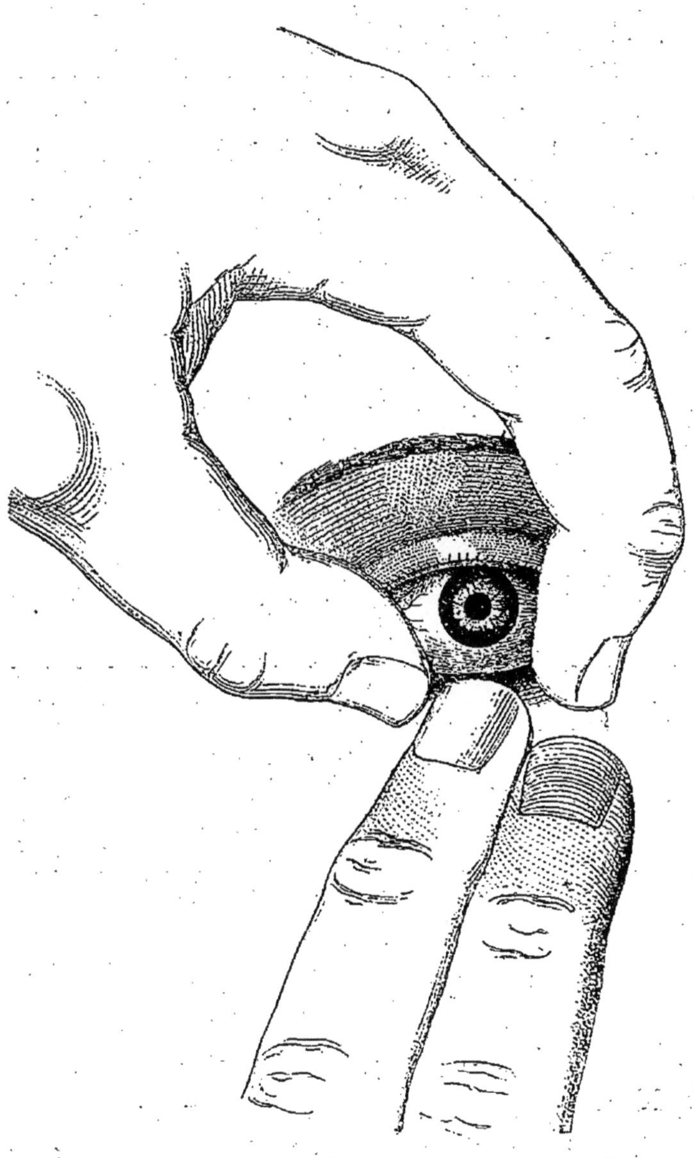

Fig. 7.

Introduction de l'œil artificiel.

épingle sous le bord inférieur (figure 8). On porte l'épingle de dedans en dehors, et généralement avant qu'elle soit arrivée au

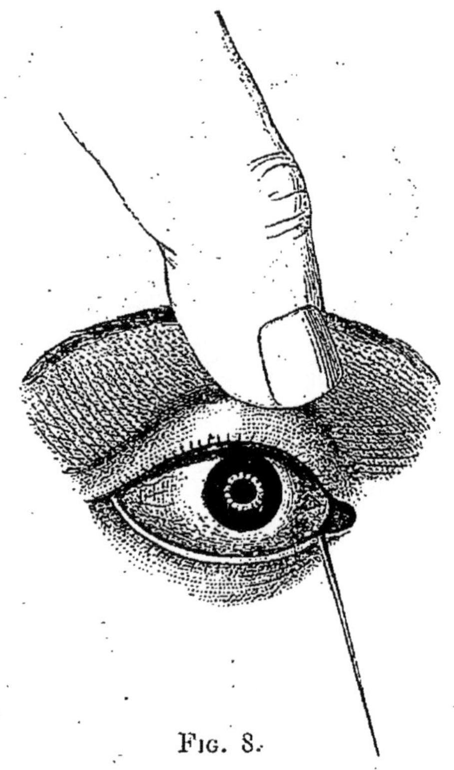

Fig. 8.

Extraction de l'œil artificiel.

milieu de la paupière, l'œil glisse hors de l'orbite.

65. Ritterich indique un troisième moyen par lequel on arrive à extraire les yeux les plus gros et les plus rebelles : on prend un

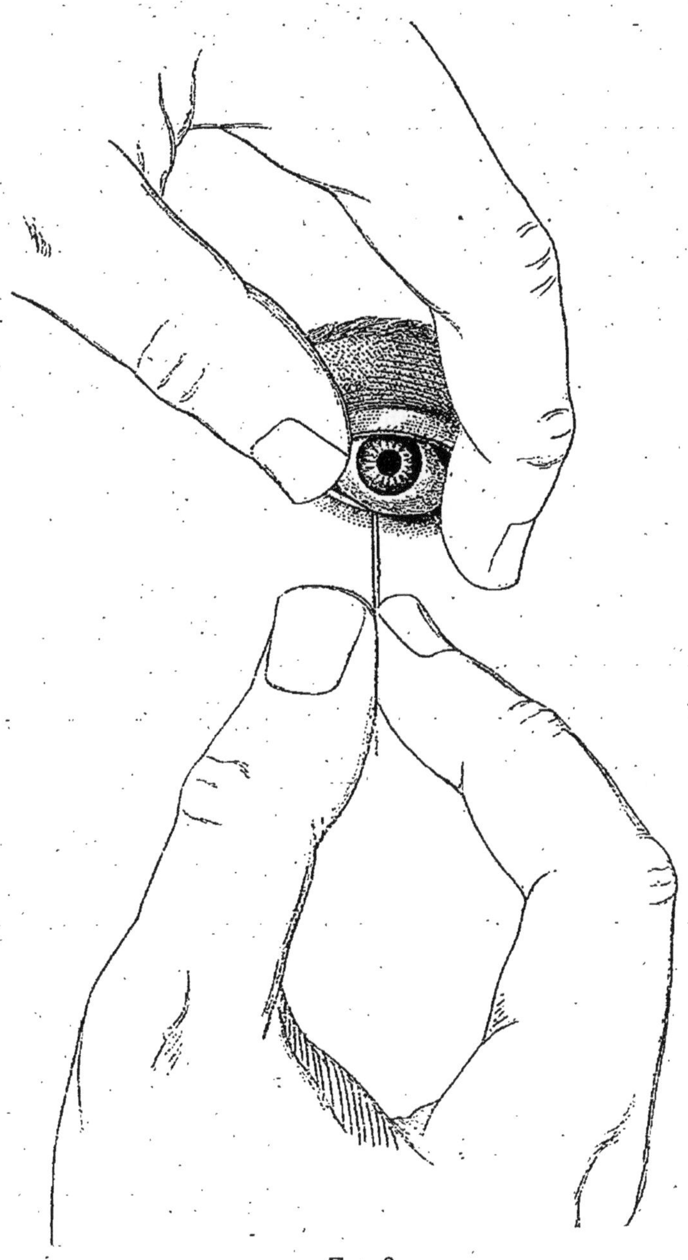

FIG. 9.

Extraction de l'œil artificiel.

petit crochet (par exemple une épingle à cheveux recourbée à son extrémité mousse) qu'on introduit sous le bord inférieur de l'œil, de dedans en dehors, jusque vers son milieu. Pendant qu'on opère une légère traction sur l'œil on presse la paupière supérieure vers l'angle externe avec le pouce et vers l'angle interne avec l'index (figure 9). De cette façon la paupière pressée contre l'orbite empêche l'œil de glisser pendant que le crochet l'attire vers l'angle interne où il est saisi entre le pouce et l'index.

66. Un procédé qu'emploient fréquemment les malades est le suivant : on écarte la paupière inférieure, on glisse l'ongle du pouce entre le bord inférieur de l'œil et la muqueuse et on saisit la pièce entre l'ongle du pouce et la pulpe de l'index.

67. Un autre moyen consiste à tirer la paupière en bas, puis à la repousser en appuyant sur elle de façon à ce qu'elle passe sous le bord inférieur de l'œil qui glisse alors spontanément hors de l'orbite. Ce procédé n'est praticable que si l'œil est peu bombé.

Une pince sera toujours un instrument très mauvais pour extraire un œil artificiel. En effet, si on veut avoir prise sur lui, il faut serrer la pince assez vigoureusement et on risque de briser l'œil.

68. Pour les enfants qui portent un œil artificiel pour la première fois, Boissonneau avait imaginé de forer dans le bord inférieur de la pièce un trou où l'on passait un fil. Ce fil flottait sur la joue et servait à extraire l'œil.

Ce procédé me paraît peu recommandable : ce fil flottant sur la joue doit être gênant, et expose l'enfant à sortir plus souvent qu'il ne faudrait l'œil de l'orbite. Je sais bien que Ritterich, pour pallier ces inconvénients, conseille de fixer le fil à la joue par un petit emplâtre. Ce correctif, sera, je le crains, difficilement accepté.

69. Avant de livrer un œil artificiel à un malade le praticien doit s'assurer que celui-ci sait le mettre et surtout l'ôter. C'est souvent fort ennuyeux à enseigner, mais indispensable. Cependant je n'ai jamais eu grande difficulté à apprendre cette manœuvre à mes sujets, même quand il s'agit d'enfants. Ceux-ci d'ailleurs deviennent rapidement si exercés qu'ils abusent de leur talent aux risques et périls de la pièce prothétique.

IX

70. Au début on recommande au malade de ne porter l'œil artificiel que quelques heures seulement, afin de permettre à l'orbite de s'y accoutumer progressivement.

Ritterich considère cette restriction comme inutile : « un œil bien adapté et bien conformé ne cause aucune douleur ni gêne et peut rester en place une demi-journée et plus ».

Il en sera ainsi dans la plupart des cas; mais je pense qu'il faudra laisser une grande latitude au malade, après s'être assuré, toutefois, que le moignon n'est pas douloureux à la pression.

71. Il est dit généralement qu'on doit quitter l'œil artificiel le soir afin de laisser reposer l'orbite pendant la nuit. Je connais des malades qui depuis des années portent des yeux artificiels et ne les quittent ni jour, ni nuit : ils se contentent le matin de les enlever quelques instants pour nettoyer la pièce et déterger l'orbite. Les yeux, dans de pareilles conditions, doivent s'user beaucoup plus rapidement, mais rien ne nous autorise à proscrire l'usage continu de la pièce prothétique.

Cependant l'excès dans ce sens peut devenir la cause de troubles sympathiques : « J'ai pratiqué chez une femme l'ablation d'un œil artificiel qui séjournait dans l'orbite depuis trois années, le marchand ayant omis d'indiquer que l'émail devait être retiré de temps à autre. Dépolie, rugueuse et garnie postérieurement de concrétions calcaires, cette pièce était devenue la cause de désordres inflammatoires. » (Deval, *Trait. des M. des yeux*, p. 1036).

72. On doit recommander d'enlever l'œil au moins une fois par jour, de le nettoyer et de laver l'orbite avec de l'eau simple ou boriquée. Ritterich conseille de graisser légèrement la cornée artificielle en passant le doigt dessus ou l'oignant d'un peu d'huile.

X

DURÉE DE L'ŒIL ARTIFICIEL, QUAND ON DOIT LE CHANGER

73. L'émail, comme le verre, subit une altération chimique au contact de l'air et surtout de l'air humide. Aussi, dans l'orbite, sous l'action des larmes, des mucosités des conjonctives et sous l'influence du frottement des paupières, les yeux perdent rapidement leur poli, ils deviennent ternes et rugueux.

C'est donc au point de vue de leur conservation un très mauvais système que celui qui consiste à mettre le soir l'œil dans un verre d'eau tiède et à l'y laisser toute la nuit.

74. « Les yeux artificiels, dit Ritterich, durent un an au moins, deux ans au plus. » Quand un œil artificiel est devenu rugueux on peut le polir en le frottant avec un mor-

.ceau de toile enduit de cire à modeler impré-
gnée de poudre d'émeri fine. « Par ce moyen,
ajoute Ritterich, j'ai vu un homme porter
depuis dix ans le même œil artificiel, prenant
seulement la précaution de le repolir dès
qu'il le sent devenir rugueux. »

75. On doit changer l'œil artificiel, ou bien
parce qu'il ne convient pas à l'orbite, parce
que la prothèse a été mal faite, ou bien parce
que l'œil est hors d'usage.

76. Le signe le plus frappant qui nous indique la nécessité de changer la pièce prothétique, c'est l'absence de mobilité. Les
mouvements de l'œil comparativement à
ceux du moignon sont-ils peu étendus, c'est
que l'œil est trop gros ou trop petit.

Trop gros, il est comprimé dans l'orbite
par les paupières et ne peut plus suivre l'impulsion donnée par le moignon ; trop petit,
il se trouve éloigné du moignon, ne reçoit
plus les mouvements de celui-ci, et peut
même se déplacer spontanément dans l'orbite.

77. Un défaut plus grave, c'est le manque
de stabilité.

L'œil tombe spontanément, ou sort de l'orbite au moindre mouvement.

Le manque de stabilité peut provenir de plusieurs causes : d'un défaut de l'œil, ou d'une anomalie de l'orbite.

1° De l'œil lui-même. L'œil est maintenu dans l'orbite par les paupières, surtout par la paupière inférieure sur laquelle il repose. L'œil est-il trop volumineux, la paupière inférieure est repoussée : le cul-de-sac s'efface, et rien ne retient plus en bas la pièce prothétique qui est entraînée par son propre poids joint à la pression de la paupière supérieure.

L'œil est-il trop petit, sa conjonctive supérieure est-elle trop courte ; dans les mouvements l'œil s'engage dans le cul-de-sac supérieur assez profondément pour que son bord inférieur se dégage du cul-de-sac inférieur et sorte de l'orbite.

2° Le défaut de stabilité peut provenir de la cavité orbitaire. Un rétrécissement du cul-de-sac inférieur, une bride conjonctivale empêchent l'œil d'être maintenu ou le dévient. Ces anomalies nécessiteront soit une pièce échancrée au niveau de la bride, soit une intervention opératoire pour détruire la bride ou rétablir le cul-de-sac.

78. Enfin une prothèse défectueuse pourra causer des douleurs plus ou moins violentes.

Si l'œil est trop gros, celles-ci siégeront dans toute l'orbite. Si sur un seul point l'œil blesse la conjonctive, les douleurs seront localisées à ce point et apparaîtront surtout dans les mouvements tendant à appuyer l'œil sur le siège de la douleur.

D'autrefois l'œil étant trop fortement bombé appuiera sur le moignon seulement par une arête trop aiguë et le blessera. La douleur apparaît alors généralisée et accrue dans tous les mouvements. Le défaut contraire peut se produire : l'œil n'est pas assez bombé et sa face postérieure frotte contre la cornée ou la cicatrice du moignon. La douleur localisée d'abord au moignon se change bientôt en céphalées insupportables.

Une douleur apparaissant dans les mouvements de l'œil de dehors en dedans indique que le bord interne blesse la caroncule lacrymale.

Un œil usé et dépoli cause de la démangeaison, une sensation de gravier, des douleurs pouvant aller jusqu'à la céphalée la plus intense.

XI

DANGERS D'UNE PROTHÈSE DÉFECTUEUSE

79. Si la prothèse oculaire est une chose avantageuse soit au point de vue fonctionnel en assurant aux larmes un écoulement plus facile, soit au point de vue esthétique en corrigeant et masquant une difformité repoussante, elle demande quelque soin et quelque précaution de la part du praticien. En effet une prothèse bien faite est généralement sans danger, mais une prothèse défectueuse peut entraîner de graves inconvénients. En province surtout, faute d'ocularistes compétents, ce sont les pharmaciens, les opticiens qui sont chargés ou se chargent de la prothèse oculaire; et ils s'acquittent de cette tâche aussi bien que leur permettent leur connaissance bornée ou leur ignorance de la question, c'est-à-dire généralement aussi mal que possible. Ils choisissent dans une collection plus ou moins restreinte une pièce qu'ils enfoncent au hasard dans l'orbite, sans s'inquiéter de son volume ou de la présence de brides cicatricielles. Presque toujours leurs pièces pèchent par un excès de volume.

80. C'est qu'en effet la prothèse est quelquefois incapable de cacher complètement la perte de l'organe. Chez bien des énucléés, malgré la prothèse, il existe en dessous du sourcil une dépression disgracieuse, causée par le releveur de la paupière. Le tendon du releveur s'insère au niveau du cartilage tarse dans une couche située entre celui-ci et le muscle orbiculaire (Schwalbe). Le muscle releveur se réfléchit donc sur le globe qui lui sert de point d'appui pour agir sur la paupière. Le globe est-il enlevé, ce point manque au muscle qui agit alors plus directement d'avant en arrière. Cette nouvelle action se traduit par une dépression brusque de la paupière au niveau du rebord sourcilier. La présence de l'œil artificiel, surtout quand les bords orbitaires sont très proéminents, ne corrige pas complètement ce défaut

et laisse persister un sillon très apparent.

Pour remédier à cet inconvénient on est tenté d'augmenter le volume de la pièce prothétique : en effet, plus celle-ci est volumineuse, moins la dépression est apparente. On arrive avec des yeux très volumineux à la rendre peu visible, mais cela au prix de dangers sérieux.

81. J'en ai vu quelques exemples frappants que je crois utile de rapporter.

Une jeune femme vient me trouver pour changer son œil artificiel qui est légèrement dépoli. La paupière inférieure de cet œil est déjetée en bas, un peu ectropionnée : la malade avoue que cet œil pleure constamment. L'œil artificiel est complètement immobile : je le retire ; il est énorme, bien plus gros que le globe auquel il a été substitué : au lieu de former une cupule semi-ellipsoïdale, il constitue au moins les trois quarts de la sphère complète. Je fais remarquer à la malade que si elle s'obstine à porter un œil aussi volumineux, elle s'expose à de graves accidents : le relâchement de la paupière inférieure est très marqué, il pourra augmenter au point d'effacer complètement le cul-de-sac, et l'œil perdra sa stabilité. Je lui conseille de rester

quelque temps sans faire usage de pièce prothétique pour permettre à la paupière inférieure de reprendre un peu de tonicité, et re-
fuse actuellement de lui livrer un œil même
plus petit. Elle revint environ un mois après :
elle avait continué de porter son œil. Depuis
quelques jours elle éprouvait des douleurs
violentes périorbitaires, surtout diurnes, et
présentait du côté opposé une ophtalmie
sympathique. La suppression de l'œil artificiel calma les douleurs, mais pendant de
longs mois la malade n'a pu supporter un
œil même petit. Les troubles visuels sympathiques s'amendèrent plus rapidement.

Dans un autre cas, la malade, une robuste
paysanne, renonça à la prothèse à la suite
d'accidents analogues dus à une pièce trop
volumineuse.

Je n'aurais pas cru qu'on pût introduire
dans l'orbite des yeux artificiels si volumineux. J'ai vu une pièce qui empêchait tout
mouvement des paupières. Je fus mandé au-
près de cette malade qui se croyait atteinte
d'une tumeur de l'orbite, tandis que ses douleurs étaient causées soit par le volume exagéré de l'œil, soit aussi par le mauvais état
dans lequel il se trouvait, étant complète-

ment dépoli. Cependant dans ce cas la prothèse avait été faite par un oculariste parisien : dans les deux autres, elle reconnaissait pour auteurs un pharmacien et un opticien.

Ces accidents se produisent plus facilement encore quand l'œil artificiel est adapté trop prématurément sur un œil non suffisamment affaissé. Je voyais dernièrement une jeune fille qui, à la suite d'une ophtalmie purulente ayant détruit la cornée, avait eu un léger affaissement du globe. Alors que l'œil était encore rouge et douloureux, un pharmacien appliqua sur le moignon une pièce artificielle très volumineuse. Après 15 jours d'usage il se déclara une inflammation violente avec phénomènes sympathiques. Ces phénomènes bruyants disparurent rapidement dès que fut enlevée la pièce prothétique, mais l'inflammation du moignon a abouti à un staphylome volumineux qui exigera une intervention chirurgicale.

Lawson[1] a rapporté un cas analogue où l'ophtalmie sympathique fut occasionnée par le port d'un œil artificiel placé sur un moignon qui n'était pas suffisamment affaissé.

1. Lawson, *Ophtalmic Hospitals Report*, t. VI, 2ᵉ partie, p. 113.

82. J'insiste sur ces détails, désireux de démontrer que la prothèse oculaire n'est pas indigne du praticien et mérite d'attirer son attention. S'il ne la fait pas lui-même, il doit au moins la vérifier, et ne tolérer l'usage de l'œil artificiel que lorsqu'il sera assuré de sa parfaite adaptation et de sa tolérance.

XII

COMPLICATIONS QUE PEUT PRODUIRE
L'ŒIL ARTIFICIEL

83. Autrefois l'œil artificiel était accusé de produire dans l'œil sain des troubles graves tels que : « fluxiones et opthalmias, catarac- « tam, guttam serenam ». Ces craintes étaient telles que Mauchart nous raconte qu'à son époque encore les chirurgiens n'osent pas conseiller l'usage de l'œil artificiel.

On est aujourd'hui revenu de ces préventions, et la prothèse n'est plus accusée d'engendrer ces accidents sympathiques redoutables. Peut-être cela tient-il à ce qu'il est plus facile aujourd'hui qu'autrefois de se procurer une pièce prothétique bien faite et bien adaptée.

84. Cependant l'œil artificiel dans l'orbite

constitue un corps étranger et peut devenir une cause d'irritation. Celle-ci atteindra son maximum quand l'œil sera dépoli et engendrera alors les phénomènes douloureux que nous avons décrits plus haut. Il peut en résulter une inflammation conjonctivale et un œdème tel que l'œil soit repoussé hors de l'orbite. D'autres fois l'usage de l'œil entraînera une suppuration abondante.

La première chose à faire est de supprimer momentanément l'œil artificiel et de ne le remettre que lorsque toute inflammation aura disparu. Les bourgeonnements seront excisés ou modérés par des attouchements au crayon de nitrate d'argent; la purulence sera traitée par des lavages antiseptiques et des instillations de collyres au nitrate d'argent ou au sublimé.

85. Dans certains cas le moignon conserve une irritabilité exagérée et ne peut supporter le contact de la pièce prothétique. Cette intolérance s'observe surtout quand le moignon est le résultat ultime d'un processus inflammatoire violent. On doit alors patienter, et si malgré le temps cette sensibilité ne disparaît pas, on en sera réduit à énucléer le moignon : mais on diminue ainsi les avantages esthéti ques de la prothèse en restreignant la mobilité de l'œil artificiel.

86. L'usage d'un œil trop volumineux a quelquefois pour conséquence d'effacer le cul-de-sac inférieur et de compromettre la stabilité de l'œil. Souvent la suppression de la pièce prothétique pendant un temps plus ou moins long permet à la paupière de reprendre sa tonicité.

Un procédé qui m'a donné de bons résultats, quand cet effacement du cul-de-sac est trop marqué, est le suivant : on enfonce dans la partie la plus reculée du cul-de-sac deux aiguilles à un centimètre de distance : on les fait sortir sur la joue et on serre l'anse ainsi formée de façon à entropionner la paupière. De préférence on emploiera un fil d'argent qu'on laissera longtemps en place en ayant la précaution de le resserrer de temps en temps.

87. Pour remédier à l'enfoncement de la paupière supérieure chez les sujets à rebord -orbitaire proéminent, voici le procédé que préconise Critchett : ligature au fil d'argent appliquée au-dessus du sourcil et comprenant un pli cutané assez large de façon à attirer la paupière en haut.

De Wecker préfère l'emploi d'une anse sous-cutanée reliant l'orbiculaire au muscle frontal.

On palliera plus avantageusement cet inconvénient en donnant à l'œil artificiel une forme spéciale.

On pourra en pareil cas adapter une pièce munie en arrière d'une éminence légère qui s'appuie contre le moignon tandis que son bord supérieur proéminent repousse et maintient la paupière supérieure. (Voir figure 5, 4 et 4 *bis*, § 53.)

On peut aussi laisser à l'œil sa forme habituelle mais augmenter et incurver le bord supérieur de la cupule de façon à former une espèce de voûte qui repose contre l'orbite et sur laquelle la paupière se réfléchit. Dans ce cas la pièce appuie sur le moignon seulement par son bord supérieur. (Voir figure 5, 5 et 5 *bis*, § 53.)

Il sera difficile au praticien de faire lui-même des modèles aussi compliqués; le malade devra être adressé à un oculariste intelligent et habile. Celui-ci d'ailleurs gâchera généralement cinq à six pièces avant d'arriver à la forme désirée. Malheureusement ces yeux seront peu mobiles.

XIII

OBSTACLES A LA PROTHÈSE :
OPÉRATIONS QU'ELLE NÉCESSITE

Les obstacles à la prothèse peuvent provenir du globe, des conjonctives ou des paupières.

88. *A.* Du côté du globe oculaire, le seul obstacle c'est son volume. Toutes les fois que l'œil est plus volumineux que normalement, ou que la diminution de volume du globe n'est pas assez marquée pour permettre l'introduction d'une pièce si petite qu'elle soit, il faut une intervention chirurgicale préalable.

Puisque l'opération est faite en vue de la prothèse, le chirurgien doit se préoccuper de laisser un volumineux moignon : l'opération qui remplit le mieux ces conditions, c'est l'excision de l'hémisphère antérieur. Ritterich dans quelques cas a évacué par une ponction la plus grande partie du vitré, de façon à amener l'atrophie naturelle de l'organe.

89. *B*. Du côté des conjonctives, il peut y avoir des brides cicatricielles ou un symblépharon complet.

On se contente quelquefois de sectionner les brides et de mettre immédiatement l'œil artificiel pour empêcher qu'elles se reforment.

D'autres fois on arrivera à les faire disparaître par la dilatation simple, en mettant des yeux de plus en plus gros.

Un troisième procédé tourne la difficulté et consiste à faire à la pièce prothétique des échancrures correspondant aux brides ; mais la mobilité de l'œil est bien moindre dans ce cas.

90. Le symblépharon, adhérence des deux paupières, est un obstacle plus grave.

Ritterich conseille de séparer les deux paupières, et d'intercaler un œil artificiel pour les empêcher de se réunir. Ce procédé est insuffisant : les premiers jours l'œil artificiel est supporté, quoique peu stable en l'absence de culs-de-sac. Mais rapidement il est chassé de l'orbite par le travail cicatriciel.

Il faut alors faire un nouveau débridement pour voir les mêmes inconvénients se reproduire au bout de quelques jours : malade et chirurgien en sont vite lassés.

On peut avoir recours à la greffe conjonctivale.

Haltenhoff[1] a remplacé la muqueuse conjonctivale par des lambeaux de peau de grenouille. Ce procédé paraît donner des résultats médiocres, surtout dans le symblépharon complet.

Wolfe[2] emprunte la muqueuse conjonctivale à l'œil du lapin. Le malade et le lapin sont chloroformisés simultanément. Lorsque les adhérences des paupières ont été dégagées, on délimite par une incision la portion de conjonctive de lapin qu'on veut transplanter. On passe dans ce lambeau des fils qui servent à attirer la muqueuse que l'on détache en quelques coups de ciseaux. Tenant le lambeau tendu par les fils on le rapporte rapidement sur la surface avivée de la paupière. Il est bon de multiplier les sutures de

1. HALTENHOFF, Transplantation conjonctivale. *R. de la Suisse romande*, 1885.
2. WOLFE, Transplantation sur l'homme de la conjonctive de lapin. *The Lancet*, 8 avril 1879.

façon à assurer la cohésion, et de placer au milieu du lambeau une suture en anse qui pénétrera à travers la paupière.

On peut faire une véritable autoplastie en prenant la muqueuse sur le sujet lui-même : on choisit la muqueuse labiale ou la muqueuse vaginale.

Ces différents procédés : autoplastie directe, ou rapport d'un lambeau de muqueuse animale, ont un inconvénient : le résultat n'est pas toujours durable. La muqueuse rapportée prolifie, et rapidement l'œil artificiel est expulsé.

91. *C.* Enfin l'obstacle à la prothèse peut provenir d'une déformation (ectropion, coloboma) ou d'une absence des paupières. Dans ces cas il faudra avoir recours à des autoplasties plus ou moins étendues, dont la description n'entre pas dans le cadre de notre travail.

XIV

COMMENT ON SE PROCURE
UN ŒIL ARTIFICIEL
OU UN MODÈLE D'ŒIL ARTIFICIEL

Quand on a sous la main un oculariste, il est toujours facile de se procurer ou de faire fabriquer un œil de forme, de volume et de couleur convenables. Mais on peut se trouver loin du fabricant ou n'avoir à sa disposition qu'une collection d'yeux dans laquelle ne se trouve pas la pièce voulue, Il faut alors se procurer l'œil par correspondance.

92. *A.* On donne le signalement de l'œil existant (couleur et diamètre de l'iris, diamètre de la pupille, couleur de la conjonctive) et des indications sur l'œil perdu (volume du moignon, distance qui le sépare des paupières, forme des paupières et de la fente palpébrale).

Si le fabricant a la précaution de vous envoyer une douzaine de pièces, vous avez des chances de trouver parmi elles un œil à peu près approprié. Nous avons supposé que le malade n'a jamais porté d'œil artificiel, sinon il suffirait d'envoyer comme modèle la pièce usée ou les débris de la pièce brisée, en notant, s'il y a lieu, les modifications à apporter.

Ce premier moyen est très imparfait; insuffisant, si l'on veut obtenir un œil bien adapté; inutilisable, s'il y a des brides qui nécessitent une échancrure.

93. *B*. On a essayé d'obtenir un moulage direct de la pièce prothétique.

On prend le moulage ou bien sur l'œil sain ou bien sur l'œil perdu.

Voici comment Ritterich décrit cette opération : « On mélange du plâtre fin avec de l'eau jusqu'à consistance d'une masse molle. Le sujet étant couché bien horizontalement, on coule le plâtre sur l'œil dont les rebords sont renforcés par un bourrelet d'argile : il faut que le plâtre couvre complètement l'œil, quand il est sec, on l'enlève, et on le détache

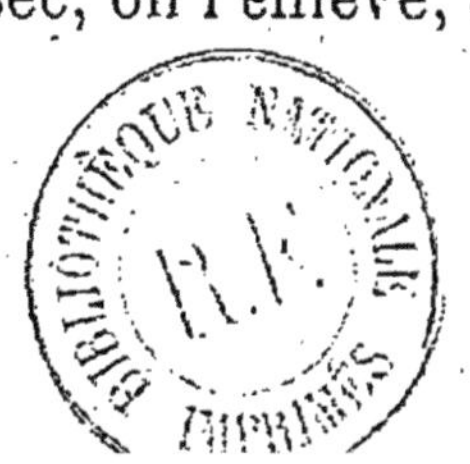

de l'argile. » Si le moulage est pris sur l'œil sain on obtient la représentation de la face antérieure de l'œil, s'il est pris sur l'œil perdu on obtient les bords et la face postérieure de l'œil, ou mieux la représentation de la cavité orbitaire.

Boissonneau conseille de faire ce moulage en comprimant sur l'œil un morceau de cire ramollie.

94. Cependant on peut aussi obtenir le moulage directement sur le moignon. Voici comment Carron du Villars conseille de faire :

« On prend une once environ de matière plastique composée selon la formule de Straffort : on la fait fondre au bain-marie, puis, quand elle est fondue, on la laisse refroidir peu à peu jusqu'au moment où elle est prête à se coaguler : dans cet instant on fait coucher le patient sur une table en maintenant la tête sur un plan uniforme; on saisit chaque paupière par les cils et on verse dans leur anfractuosité la matière plastique. Aussitôt elle se coagule, et en y plantant une tête d'épingle ou un petit crochet mousse on retire l'empreinte fidèle que doit avoir l'œil. Ce moulage n'occasionne aucune douleur car le malade croit qu'on lui instille de l'eau tiède entre les paupières. »

Le procédé suivant de Klaunig paraît préférable : « On délaie du plâtre dans de l'eau tiède et on le verse dans la cavité oculaire, le malade étant couché sur le dos. Au préalable on a introduit dans l'orbite un fil dont les deux extrémités reposent sur la paupière inférieure et sur la paupière supérieure. On verse du plâtre de façon à combler la cavité jusqu'au rebord orbitaire. Par-dessus on met ensuite un petit œil d'émail qui finisse de remplir exactement la cavité. Sur la masse du plâtre on trace avec la plume ou le crayon le contour de cet œil artificiel. On sort le moulage en s'aidant des fils, et sur la face antérieure on fixe avec de la cire l'œil en verre à sa place marquée. On a ainsi un moulage exact de la cavité avec indication de la place où doit se trouver l'iris. Pour obtenir le modèle de l'œil artificiel il ne reste qu'à arrondir les bords un peu rugueux et à diminuer légèrement le volume de la pièce en raclant sa circonférence. »

25. *C.* Il vaut mieux suivre le conseil de Mauchart et livrer le modèle de l'œil artificiel : ces modèles sont faits de matières diverses : « Les modèles que je reçois, me disait un oculariste, sont en corne, en pâtes variées, en plâtre, en cire, en bois sculpté, voire même en argent, surtout en plomb. Le plus souvent on m'envoie simplement la photographie. » La simple photographie est un renseignement illusoire, qui ne peut être d'aucune utilité pour le fabricant. Tout au plus, le jour où sera complètement résolue la question de la photographie des couleurs, pourra-t-elle donner la teinte de l'iris.

Les modèles en bois exigent beaucoup de patience et une certaine habileté manuelle qui peut manquer au praticien. Nous allons indiquer quelques moyens d'obtenir ces coques oculaires destinées à donner une représentation exacte de la pièce prothétique que l'on désire.

96. Ritterich indique le moyen suivant pour se procurer des modèles d'yeux artificiels propres à être taillés et adaptés par le chirurgien. « On choisit un certain nombre d'yeux variant des plus petits aux plus gros, des plus bombés aux plus plats, dont on prend l'empreinte sur plâtre. Quand le moule est sec, on l'enduit d'huile, et on y coule du plâtre. On obtient ainsi la reproduction de l'œil. On vernit ce modèle et on le conserve pour l'usage. On obtient aussi ces modèles en plomb, mais on ne peut aussi facilement modifier leur forme. Ils sont plus lourds que ceux en plâtre, et lorsqu'ils sont en place ils pèsent désagréablement sur la paupière inférieure. Ceux en cire ne sont pas à recommander : s'ils sont durs, ils se fendent facilement; s'ils sont mous, ils sont trop malléables. »

A-t-on de ces modèles, on choisit celui qui paraît le plus convenable, on l'enduit d'huile et on le glisse entre les paupières. Avec un couteau on le taille et on le rogne jusqu'à ce qu'il ait la forme voulue et s'adapte exactement à la cavité et au moignon.

« On peut sur ce modèle, s'il est en plâtre, dessiner le diamètre de l'iris et la couleur de la pupille. Sur les modèles en plomb, on trace seulement la place et les dimensions de l'iris mais non sa couleur. Ce modèle est alors envoyé au fabricant. »

97. Dujardin[1] conseille de mouler un œil artificiel à peu près convenable, de le couler en caoutchouc, et de faire subir à ce modèle

1. DUJARDIN, La prothèse oculaire en province. *Recueil d'opht.* 1883.

avec la lime et le canif les modifications que l'on désire. C'est le procédé de Ritterich, le caoutchouc remplaçant le plomb ou le plâtre.

98. Voici comment j'ai obtenu ces moulages en plomb ou en gutta-percha : Dans du plâtre fin je prends l'empreinte en creux de différents yeux artificiels. Quand le plâtre est sec, j'enduis d'huile ces empreintes et j'y coule à nouveau du plâtre comme si je voulais obtenir des formes d'yeux selon la méthode de Ritterich. Pendant que le plâtre est encore mou, j'enfonce dans la forme la tête d'un clou ou un fil de fer qui me servira à retirer et à manier cette forme.

J'ai donc une empreinte en creux, et un moulage en relief représentant l'œil et s'appliquant exactement à l'empreinte.

Je verse dans l'empreinte du plomb fondu et pendant que le métal est encore liquide je le comprime avec le moule en relief de façon à obtenir une coque plus ou moins épaisse ; avec un peu d'habitude on arrive à donner à ces coques, en appuyant plus ou moins sur le moule, l'épaisseur voulue ; seulement, si l'on veut obtenir plusieurs coques, il est bon de prendre l'empreinte sur plusieurs moulages en plâtre, car souvent le plomb adhère à celui-ci et l'enveloppe si bien qu'on est obligé de le briser.

On obtient ainsi des cupules grossières que l'on taille au couteau et à la lime et auxquelles on donne soi-même la forme de l'œil désiré.

Ces modèles en plomb ont l'inconvénient d'être lourds ; car si on fait les cupules trop minces, elles se tordent, et ne se laissent pas facilement tailler.

Avec la gutta on obtient des formes plus légères, résistantes, et plus commodes à modifier.

99. Je procède de la façon suivante : Je prends une feuille de gutta blanche que je ramollis dans l'eau chaude. A + 50° la gutta se ramollit ; à + 100° elle devient adhésive et éprouve comme une sorte de fusion pâteuse qui lui permet de se prêter à toutes les manipulations. Il vaut mieux la ramollir que la fondre complètement. La feuille étant suffisamment ramollie, on la place sur l'empreinte en creux précédemment obtenue (§ 98) et on la comprime avec le moule en relief de façon à lui donner la forme de la coque oculaire et l'épaisseur voulue.

Les coques taillées et adaptées, on trace

sur leur face antérieure au lieu convenable la place de la cornée et on envoie ce modèle au fabricant. Pour la couleur on prend dans sa collection un œil représentant exactement la couleur de l'œil sain. Avec ces deux renseignements on est sûr que le fabricant vous renverra un œil parfaitement exact.

100. *D.* Mais on n'a pas toujours sous la main les feuilles de gutta nécessaires et des yeux artificiels dont on puisse prendre l'empreinte et reproduire la forme.

Voici un troisième procédé à la portée de tout praticien : On se procure quelques-unes de ces balles creuses en celluloïd ou ébonite, qui depuis quelques années tendent à remplacer pour les enfants les balles en caoutchouc. On les choisit de dimensions variées, les plus petites ayant la grosseur d'une bille.

Trempées dans l'eau tiède elles se séparent en deux coques hémisphériques. C'est dans ces coques que l'on pourra tailler à son aise le modèle de l'œil désiré. En variant le volume de ces balles on varie la concavité de la pièce. Si ces coques sont trop sphériques, on les trempe dans l'eau chaude, en comprimant légèrement leurs bords de façon à leur donner une forme ovalaire qu'elles gardent en se refroidissant.

Ces coques sont assez minces pour être aisément découpées avec des ciseaux courbes fins; elles sont assez résistantes pour que dans l'orbite leur forme ne soit pas modifiée par la pression des paupières.

Leurs bords un peu tranchants sont facilements émoussés soit avec l'arête d'un morceau de verre, soit avec du papier émeri fin.

La cupule mise en place on trace sur sa face antérieure la place que doit occuper la cornée.

Pour la couleur de l'iris les ocularistes ont des planches de nuances qu'ils mettent à votre disposition et dans lesquelles il est facile d'indiquer la teinte correspondant à celle de l'œil sain.

On peut ainsi, sans avoir aucun œil artificiel sous la main, donner un modèle assez exact de la pièce que l'on désire et obtenir une excellente prothèse.

101. Tels sont les différents procédés que l'on pourra employer pour obtenir un modèle d'œil artificiel. Mais je ne veux pas terminer ce chapitre sans exprimer un *desideratum* qui simplifierait notablement notre

tâche : il serait bien facile à MM. les ocularistes de joindre à leurs collections ou d'envoyer aux praticiens qui les leur demande-
raient des cupules blanches en celluloïd affec-
tant la forme d'yeux artificiels volumineux.
Quelques cupules de convexité différente
constitueraient un assortiment suffisant. Le
praticien prendrait la coque dont il jugerait
la courbure convenable, la taillerait, la ro-
gnerait de façon à lui donner la forme désirée.
Sur sa face antérieure il dessinerait la place,
voire même la couleur de l'iris. Il enverrait
donc au fabricant un véritable œil artificiel
en celluloïd que celui-ci n'aurait qu'à reproduire en émail.

Ce ne serait pas là un progrès bien difficile
à réaliser; il faciliterait notre tâche et celle
du fabricant, et, nous permettant de donner
un modèle très exact de la pièce à construire,
il nous donnerait la possibilité d'obtenir des
prothèses plus parfaites.

XV

A QUELS SIGNES ON RECONNAIT UN ŒIL ARTIFICIEL EN PLACE

102. Le titre de ce chapitre paraît quelque peu naïf. Cependant, en y réfléchissant, on verra qu'il est important de pouvoir reconnaître au premier abord qu'un malade est porteur d'une pièce prothétique. En effet, le sujet pourvu d'un œil artificiel bien adapté et bien construit se fait généralement un malin plaisir de mystifier le praticien en n'accusant pas son infirmité.

Un souvenir classique m'est resté : c'est celui d'un de mes camarades d'étude examinant à l'ophtalmoscope un sujet porteur d'un œil artificiel, sans se douter de la présence de la pièce prothétique.

103. Il est facile de s'éviter ce petit déboire : les signes auxquels on reconnaîtra que le sujet est porteur d'une pièce prothétique sont les suivants :

1° L'œil artificiel a un reflet et un éclat plus brillant que l'œil naturel.

2° L'iris est immobile, et à un éclairage intense se laisse toujours pénétrer un peu par la lumière.

3° La pupille présente aux rayons incidents un miroitement qui n'existe pas dans l'œil naturel.

4° Quelle que soit la mobilité de la pièce, on constatera, surtout dans les mouvements en dehors, un certain degré de strabisme.

104. Le diagnostic sera corroboré par le toucher :

1° Au doigt on a la sensation d'un corps dur et résistant.

2° Insensibilité de la conjonctive; aucun réflexe quand on la touche.

3° Effleurée par un corps dur, la conjonctive ne se plisse pas comme dans l'œil naturel.

4° Enfin en heurtant l'œil avec une sonde en métal on perçoit un son caractéristique qui ne permet aucune illusion.

105. Il est un moyen encore plus simple

de s'assurer de la nature de l'œil : on fait regarder le sujet en haut en tirant fortement sur la paupière inférieure de façon à l'ectropionner. Dans ce mouvement l'œil artificiel tombe de lui-même ou bien laisse apercevoir nettement son bord inférieur.

XVI

LES DANGERS ET LES INCONVÉNIENTS
DE L'ŒIL ARTIFICIEL

106. Nous avons parlé des avantages de l'œil artificiel, mais avons passé sous silence ses inconvénients et ses dangers : ils sont en effet peu nombreux quand la pièce est bien adaptée à l'orbite.

Mauchart a indiqué quelques-uns de ces inconvénients : « l'ennui de mettre et de retirer chaque jour la pièce artificielle ; la nécessité de nettoyer l'orbite ; entre-t-on dans une atmosphère fumeuse, l'œil se couvre de buée ; est-on enrhumé ou, sous l'influence d'une prise de tabac, éternue-t-on violemment, l'œil tombe de lui-même ».

Ces inconvénients sont légers, mais il existe des dangers plus sérieux.

107. L'œil artificiel peut servir de véhicule a des germes infectieux.

Marton [1] cite le cas d'un malade qui, atteint d'uréthrite et ayant subi l'énucléation d'un œil, s'inocula l'ophtalmie blennorrhagique par l'intermédiaire de l'œil artificiel.

Wurdenmann [2] rapporte un cas analogue : le malade s'infecta de la même façon avec cette aggravation que l'ophtalmie transmise par la pièce prothétique passa de l'œil énucléé à l'œil sain qui fut complètement perdu.

Ces cas sont évidemment rares, mais du moins faut-il les signaler.

108. Deux inconvénients sont encore à considérer : la fragilité et la cherté de la pièce.

Le prix de l'œil artificiel est assez élevé pour n'être pas à la portée de toutes les bourses : sa fragilité, chez les ouvriers exposés à des traumatismes, chez les enfants, peut devenir un danger, quoiqu'on n'ait pas encore signalé de cas où la pièce s'est brisée dans l'orbite.

1. MARTON, Un cas intéressant d'ophtalmie blennorrhagique. *The ophtalmic Record*, juillet 1892.

2. WURDENMANN, Ophtalmie gonnorrhéique inoculée par l'intermédiaire d'un œil artificiel. *The ophtalmic Record*, août 1892.

XVII

LES YEUX ARTIFICIELS
EN VULCANITE ET CELLULOID

Les inconvénients résultant de la fragilité de l'œil en émail ont amené les praticiens à employer des yeux faits avec une substance plus résistante.

Nieden, Van Duyse, Frohlich, Hamecher [1], ont essayé d'employer des substances aisément maniables, inoffensives, telles que la corne, l'ivoire, le plomb, l'aluminium.

1. Nieden, La prothèse oculaire chez les enfants. *Centralblatt fur p. Augenh.*, 1881, p. 37. — Van Duyse, Note sur la prothèse oculaire, *Annales de la Société médicale de Gand*, séance du 21 juillet 1881. — Frohlich, Prothèse en celluloïd. *Klinische Monatsblatter fur Augenh.*, 1881, p. 349. — Hamecher, Yeux artificiels en celluloïd. *Société ophtalmologique d'Heidelberg*, séance du 15 septembre 1881.

109. Nieden a fait choix du caoutchouc sous forme de vulcanite grise ; celle-ci est formée de quarante-huit parties de caoutchouc, vingt-quatre de soufre et quarante-huit d'oxyde de zinc. Dans un moule de gypse la vulcanite, ramollie au préalable à l'aide d'eau chaude à 95°, se laisse mouler avec facilité. On peut y insérer une rondelle de verre émaillée, représentant l'iris avec la pupille.

Van Duyse s'est inspiré de la même idée : « Sur un moule de gypse stéariné et obtenu avec la face concave d'un œil d'émail de la dimension voulue, on applique une mince plaque de cire ramollie ou d'une masse dite de *stent* qui sert également à la formation des empreintes et qu'on égalise au chalumeau après avoir fixé à l'endroit voulu l'iris en verre émaillé. Ce dernier proviendra par exemple d'un œil d'émail dont la sclérotique a été brisée. La rondelle cornéenne présentée à la roue de corindon d'une petite meule se laisse nettement arrondir.

« La pièce de cire ou de *stent* pourvue de la cornée représente exactement les dimensions de l'œil de vulcanite à former.

« Dans la moitié inférieure d'un « moufle »

8

de fonte qu'on emplit d'une gelée de plâtre,
ou enfonce la ou les coques de cire, la surface convexe tournée en bas, jusqu'à ce que
les bords soient de niveau avec la surface du
gypse. La pièce de cire est préalablement enduite d'une couche légère d'huile.

« La moitié supérieure du moufle étant
adaptée sur l'inférieure, on verse par l'ouverture de la première une coulée de gypse;
on ferme le moufle de fonte et on le trans-
porte à l'étau où il est serré. Il est ensuite
chauffé, ce qui chasse l'eau du gypse et fond
la cire, tout en respectant la position de la
cornée de verre et permet de passer à l'opération du « bourrage »; elle consiste à introduire dans le creux de la matrice de petits
morceaux de vulcanite ramollie que l'on y
tasse fortement. Le moufle est encore une
fois refermé, serré à l'étau ou à la presse et
finalement transporté dans un appareil à vul-
caniser pour y séjourner pendant une heure
dans la vapeur d'eau à 310°.

« La fin de l'opération consiste dans le net-
toyage et le polissage de la pièce artificielle,
que l'on plonge dans l'alcool rectifié et qu'on
expose au soleil pour la blanchir. On peut y
simuler des vaisseaux en insinuant, dans le

moule, pendant le bourrage, des filaments très ténus de vulcanite rose. »

110. Frohlich emploie un procédé très analogue : seulement il remplace la vulcanite par le celluloïd. L'empreinte du moignon existant ou de la cavité orbitaire se prend avec une coque d'émail ordinaire et dont la concavité est remplie de *stent* ramolli par de l'eau chaude. Si la masse d'empreinte est en excès, elle dépasse les bords du verre et on l'enlève au couteau. On obtient ainsi une pièce reproduisant, en négatif, les irrégularités de l'orbite et ayant les dimensions de la pièce prothétique. Celle-ci est obtenue, comme dans le procédé précédent, par compression du celluloïd dans une matrice de gypse, correspondant au volume de la pièce d'empreinte modifiée, car on a dû, au préalable, séparer la coque d'émail et la pièce de *stent* pour façonner sur cette dernière, avec de la cire, la convexité du bulbe et y insérer l'iris émaillé. Les vaisseaux sont représentés par de petites rainures ondulées, creusées profondément avec une aiguille à la surface de l'œil artificiel et comblées à l'aide du ciment d'Eisfelder coloré en rose.

Ces différentes matières ont des inconvénients. La vulcanite laisse à désirer au point de vue de sa couleur qui est trop grise ; le celluloïd se décompose trop rapidement dans l'orbite.

111. L'Allemagne nous fournit, paraît-il, à bon compte, des yeux en celluloïd faits de deux pièces : la modicité de leur prix est leur seule qualité.

112. Meurer[1] a très bien décrit et leurs avantages et leurs dangers :

« Les yeux artificiels en celluloïd ne se cassant pas, se taillant facilement sur les saillies et les creux de la cavité orbitaire modifiée, ont séduit beaucoup d'ouvriers qui étaient effrayés de la cherté de l'émail.

« Ces yeux n'ont pas la vie et le brillant des yeux en émail, mais ils suffisent à satisfaire les goûts esthétiques des pauvres gens qui préfèrent la solidité et le bon marché à la beauté.

« Ces yeux en celluloïd sont incassables et rendent ainsi de grands services aux travailleurs qui sont soumis quelquefois à de rudes chocs qui font sortir de l'orbite les pièces artificielles et les exposent à se briser en tombant.

1. MEURER, Inconvénients des yeux artificiels en celluloïde. *Province médicale*, n° 32, 1889, p. 379.

Le renouvellement de cette pièce, quand elle est usée, est facile, et, chose qui la rend appréciable à certains malades qui n'aiment pas à voir le médecin toutes les fois qu'ils en auraient besoin, c'est qu'avec un couteau cette pièce peut se tailler, se travailler, pour laisser la place des brides ou des bourgeons qui se forment sur les moignons. »

113. « Ces pièces favorisent la production de phénomènes inflammatoires et de bourgeons. Le malade taille alors lui-même sa pièce, et nous avons vu un malade nous apporter un œil artificiel dont il avait dû complètement échancrer les bords pour l'adapter aux bourgeons de sa cavité oculaire.

« Ces pièces en celluloïd sont bien tolérées pendant 3 ou 4 mois. A partir de ce moment leur composition chimique est probablement modifiée par les liquides de la cavité orbitaire, par les larmes qui les humectent constamment et leur présence devient une cause d'inflammation du moignon. Celui-ci devient rouge, bourgeonnant : une sécrétion purulente s'accumule en arrière de la pièce ou s'écoule par les échancrures qui y ont été pratiquées; si des douleurs surviennent, le malade doit quitter la pièce artificielle.

« Des soins de propreté, des lavages antiseptiques ramènent rapidement le calme, mais il reste des végétations.

« La cautérisation ou l'excision de ces végétations fait tout rentrer dans l'ordre. Si le malade remet sa pièce en celluloïd, il ne tarde pas à venir réclamer de nouveaux soins. C'est ainsi que nous avons vu un malade s'obstiner à garder sa pièce en celluloïd et revenir pendant 5 mois à la consultation porteur des mêmes accidents.

« Ces yeux se composent de deux pièces distinctes en celluloïd : la sclérotique et, à sa partie antérieure, implantée dans sa cavité, une pièce semblable à celle des yeux en émail, l'iris et la cornée.

« La sclérotique s'altère au bout de 3 ou 4 mois, et prend quelquefois une odeur d'une fétidité extraordinaire. Cette odeur rappelle celle du brome. Or le celluloïd est du camphre monobromé : il n'est donc pas impossible que le brome, à certains moments, soit mis en liberté et donne naissance à cette odeur.

« Cette sclérotique s'altère à la chaleur : on m'a cité le cas d'un pâtissier porteur d'une pièce en celluloïd dont la sclérotique s'était ramollie et déformée à la chaleur du four.

« Sous l'influence de la chaleur et d'autres causes que nous ne connaissons pas exactement, la pièce centrale (iris et cornée) devient un peu mobile dans sa cavité et il en résulte un bord tranchant sur lequel viennent frotter les faces postérieures des paupières. »

L'emploi de pareilles pièces ne saurait être conseillé que sous la condition expresse de changer fréquemment l'œil artificiel : et si l'on est obligé tous les deux mois de faire l'acquisition d'une pièce nouvelle, il sera moins coûteux d'user d'une pièce en émail qui, dans les conditions ordinaires, peut durer deux ans et plus. Le celluloïd n'a donc plus qu'un avantage : sa solidité à l'épreuve du choc. Cette seule qualité compense-t-elle les inconvénients qu'ont signalés Meurer et Klaunig? Je ne le pense pas.

XVIII

DE QUELQUES FORMES ANORMALES
D'YEUX ARTIFICIELS ET DE LEUR EMPLOI;
LE CORPS VITRÉ ARTIFICIEL DE MULES

Quelques chirurgiens ont remplacé le globe oculaire ou le vitré par une sphère en verre ou en métal. Sur cette sphère introduite dans l'orbite ou dans la coque oculaire ils referment la conjonctive.

114. Mules[1] le premier a décrit ce genre de prothèse. Il fait suivre l'éviscération selon le procédé de De Grœfe de l'application, dans le vide sclérotical, d'une sphère creuse en verre. Cette sphère, à laquelle il donne le

1. MULES, Éviscération du globe oculaire. *Société ophtalmologique du Royaume-Uni*. Séance du 15 mars 1885.

nom de vitré artificiel, est destinée à rester dans l'œil en permanence. Il enlève la cornée à la jonction scléro-cornéenne en respectant la conjonctive : il vide l'œil, et après que toute hémorrhagie a cessé, fait une incision scléroticale entre les muscles droits interne et inférieur pour permettre l'introduction de la sphère creuse. On pourrait craindre que ce corps étranger volumineux engendre des troubles sympathiques. Mules ne l'a pas observé : dans un cas, où il a fait l'opération, l'œil congénère était dans un état de vive irritation : l'opération achevée et le globe oculaire introduit, les troubles sympathiques cessèrent et ne se reproduisirent plus. Si le globe oculaire casse, on doit faire immédiatement l'énucléation : pour éviter d'ailleurs cet inconvénient Mules conseille d'employer des globes en aluminium.

115. Lang[1] emploie ces globes après l'énucléation. Il remplace l'œil par une sphère analogue en verre, en celluloïd ou en argent : il ferme dessus la capsule de Ténon

---

1. LANG, Sur l'introduction d'un globe artificiel dans la capsule de Ténon après l'énucléation de l'œil. *Société ophtalmologique du Royaume-Uni.* Séance du 5 mai 1887.

par un fil de soie qui reste en place : il suture encore la conjonctive.

Par les soins antiseptiques et les compresses glacées, il a pu employer ce procédé seize fois sans observer un seul cas de suppuration.

116. Rampoldi[1] a employé momentanément ces globes de Mules dans un but tout différent : chez une malade dont les culs-de-sac conjonctivaux étaient effacés et ne permettaient qu'une prothèse imparfaite il greffa deux lambeaux de muqueuse. Pour empêcher la formation de brides nouvelles il introduisit dans l'orbite et laissa quelques jours une boule en verre revêtue de silk.

Je ne comprends l'emploi de ces boules de Mules que dans le but d'obtenir un moignon volumineux sur lequel on puisse appuyer un œil artificiel : il faut donc que la boule soit assez petite pour qu'on puisse introduire entre le moignon et les paupières une cupule d'émail. L'emploi seul de la boule pour empêcher la diminution du globe ne peut être considéré comme une prothèse suffisante;

1. RAMPOLDI, Greffe double de conjonctive et de peau exécutée comme prothèse avec résultat satisfaisant. *Annali di Ottalmologia*, 1888, p. 369.

celle-ci en effet a un double but : soutenir les paupières et représenter l'aspect extérieur de l'œil. La boule de Mules ne répond qu'à la première de ces indications.

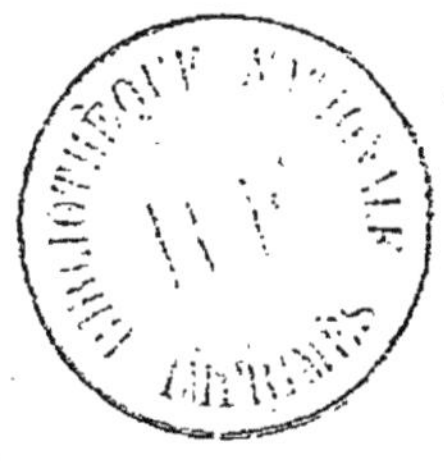

TABLE DES MATIÈRES

I

HISTORIQUE

II

DES DIFFÉRENTES SORTES D'YEUX ARTIFICIELS

III

LA FABRICATION DES YEUX ARTIFICIELS

IV

L'ŒIL ARTIFICIEL, SES AVANTAGES

V

QUAND PEUT-ON FAIRE LA PROTHÈSE?

VI

LE CHOIX D'UN ŒIL ARTIFICIEL, SES QUALITÉS

VII

MOBILITÉ DE L'ŒIL ARTIFICIEL

VIII

INTRODUCTION ET EXTRACTION
DE L'ŒIL ARTIFICIEL

IX

SOINS ET USAGES DE L'ŒIL ARTIFICIEL

X

DURÉE DE L'ŒIL ARTIFICIEL, QUAND ON DOIT LE CHANGER

XI

DANGERS D'UNE PROTHÈSE DÉFECTUEUSE

XII

COMPLICATIONS QUE PEUT PRODUIRE L'ŒIL ARTIFICIEL

XV

A QUELS SIGNES ON RECONNAIT UN ŒIL ARTIFICIEL EN PLACE

XVI

LES DANGERS ET LES INCONVÉNIENTS D'UN ŒIL ARTIFICIEL

XVII

LES YEUX ARTIFICIELS EN CAOUTCHOUC ET CELLULOID

XVIII

DE QUELQUES FORMES ANORMALES D'YEUX ARTIFICIELS; LE CORPS VITRÉ ARTIFICIEL DE MULES

Paris. — Typ. Chamerot et Renouard, 19, rue des Saint-Pères. — 31998.

TRAITÉ PRATIQUE
DE MÉDECINE
CLINIQUE ET THÉRAPEUTIQUE

PUBLIÉ SOUS LA DIRECTION

DE MM.

Samuel BERNHEIM et Émile LAURENT

COLLABORATEURS :

MM. Archambaud (de Paris), Assimis (d'Athènes), Bacchi (de Paris), Paul Barlerin (de Paris), Baumel (de Montpellier), Bianchi (de Naples), Bilhaut (de Paris), Bloch (de Paris), Boeteau (de Villejuif), Bonnet (de Paris), Bonvalot (de Paris), Bosc (de Montpellier), Boncour (de Paris), Bouton (de Besançon), Bovet (de Pougues), Brousse (de Montpellier), Brunet (de Paris), Cazenave de la Roche (de Menton), Chapplain (de Marseille), Chatelain (de Paris), Chrétien (de Poitiers), de Christmas (de Paris), Cornet (de Paris), Coudray (de Paris), Coutagne (de Lyon), Coutenot (de Besançon), Cristiani (de Genève), Crocq (de Bruxelles), Cuilleret (de Lyon), Dechamp (d'Arcachon), Delyanis (d'Athènes), Dervillez (de Paris), Destarac (de Toulouse), Diamantberger (de Paris), Dubreuilh (de Bordeaux), Duhourcau (de Cauterets), Ferran (de Barcelone), Fienga (de Naples), Fouchard (du Mans), Garnault (de Paris), L. Garnier (de Paris), Gibert (du Havre), Girod (de Clermont-Ferrand), Gottstein (de Breslau), Goureau (de Paris), Guelpa (de Paris), Hagen (de Leipzig), Hajeck (de Vienne, Autriche), Jocqs (de Paris), Jouin (de Paris), Kohos (de Paris), Leriche (d'Eaux-Bonnes), E. Levy (de Strasbourg), Levrat (de Lyon), Liandier (de Paris), Lichtwitz (de Bordeaux), Lorain (de Nancy), Mascarel (de Châtellerault), Masoin (de Louvain), Méjia (de Mexico), Minovici (de Bucharest), Moldenhauer (de Leipzig), Albert Moll (de Berlin), Mook (de Paris), Moreau (d'Alger), Morin (de Paris), Perrenot (de Hyères), Henri Picard (de Paris), Piole (de Paris), Polguère (de Paris), Puech (de Bordeaux), Van Renterghem (d'Amsterdam), Rémond (de Toulouse), Sanchez Herrero (de Madrid), Sauvez (de Paris), Semmola (de Naples), Sérieux (de Villejuif), Sormani (de Pavie), Stieffel (de Joinville), Suss (de Paris), Tison (de Paris), Tobeitz (de Graz), Trénel (de Paris), de Tymovski (de Schintznach), Vautrin (de Nancy), Vermel (de Moscou), Voronoff (de Paris), de Yong (de La Haye), Ziem (de Dantzig), Zilgien (de Nancy).

DIVISION DU TRAITÉ PRATIQUE DE MÉDECINE
CLINIQUE ET THÉRAPEUTIQUE

Six beaux volumes in-8° de 700 à 900 pages environ chacun

Prix de l'ouvrage complet : 50 francs.

PRÉCIS ICONOGRAPHIQUE

DES

MALADIES DE LA PEAU

PAR

Le Docteur E. CHATELAIN (de Paris)

OUVRAGE ACCOMPAGNÉ DE

50 PLANCHES HORS TEXTE, EN COULEURS

Représentant les principales maladies de la peau

REPRODUITES D'APRÈS NATURE

Par FÉLIX MÉHEUX

DESSINATEUR DES SERVICES DE L'HÔPITAL SAINT-LOUIS

Fort volume in-8°, relié toile, tête dorée. — Prix. . . . . **25 fr.**

NOMENCLATURE DES 50 PLANCHES EN COULEURS

DU PRÉCIS ICONOGRAPHIQUE DES MALADIES DE LA PEAU

1. Lésions élémentaires. — 2. Acné vulgaire. — 3. Chloasma. — 4. Ecthyma. — 5. Eczéma de la face. — 6. Eczéma impétigineux. — 7. Eczéma du sein. — 8. Eczéma de la main. — 9. Eczéma variqueux. — 10. Elephantiasis. — 11. Erythème copahique. — 12. Erythème noueux. — 13. Erythème polymorphe. — 14. Herpès iris. — 15. Favus de la tête et du corps. — 16. Gale. — 17. Lésions axillaires de la gale. — 18. Gale pustuleuse. — 19. Ichtyose. — 20. Impétigo. — 21. Intertrigo. — 22. Kératose pilaire faciale. — 23. Lentigo. — 24. Lèpre tuberculeuse. — 25. Lèpre maculeuse. — 26. Leucoplasie buccale. — 27. Lichen plan. — 28. Lichen simplex chronique. — 29. Lupus érythémateux. — 30. Lupus vulgaire. — 31. Molluscum contagiosum. — 32. Mycosis fongoïde. — 33. Naevi. — 34. Pelade. — 35. Pemphigus. — 36. Impétigo granulata. — 37. Pédiculose du corps. — 38. Pityriasis rosé de Gibert. — 39. Pityriasis rubra-pilaire. — 40. Pityriasis versicolore. — 41. Prurigo de Hébra. — 42. Psoriasis. — 43. Morphée. — 44. Eczéma séborrhéique. — 45. Sycosis. — 46. Tricophytie du cuir chevelu. — 47. Tricophytie cutanée. — 48. Urticaire. — 49. Vitiligo. — 50. Zona.

9 782014 047608